居家护养系列

肿瘤患者居家护养

组织编写　中华护理学会

丛书主编　张利岩　刘则杨　应　岚

分册主编　谢　娟　王　效

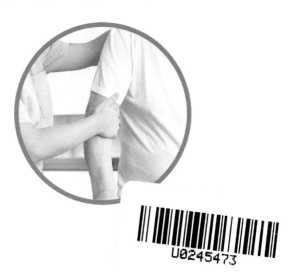

人民卫生出版社
·北京·

版权所有，侵权必究！

图书在版编目（CIP）数据

肿瘤患者居家护养 / 张利岩，刘则杨，应岚主编
. —北京：人民卫生出版社，2023.12
（居家护养系列）
ISBN 978-7-117-35984-9

Ⅰ.①肿⋯ Ⅱ.①张⋯②刘⋯③应⋯ Ⅲ.①肿瘤 —
护理 Ⅳ.①R473.73

中国国家版本馆 CIP 数据核字（2024）第 016296 号

人卫智网	www.ipmph.com	医学教育、学术、考试、健康，购书智慧智能综合服务平台
人卫官网	www.pmph.com	人卫官方资讯发布平台

居家护养系列
肿瘤患者居家护养
Jujia Huyang Xilie
Zhongliu Huanzhe Jujia Huyang

主　　编：张利岩　刘则杨　应　岚
出版发行：人民卫生出版社（中继线 010-59780011）
地　　址：北京市朝阳区潘家园南里 19 号
邮　　编：100021
E - mail：pmph @ pmph.com
购书热线：010-59787592　010-59787584　010-65264830
印　　刷：北京盛通印刷股份有限公司
经　　销：新华书店
开　　本：710×1000　1/16　印张：14
字　　数：259 千字
版　　次：2023 年 12 月第 1 版
印　　次：2023 年 12 月第 1 次印刷
标准书号：ISBN 978-7-117-35984-9
定　　价：52.00 元

打击盗版举报电话：010-59787491　E-mail：WQ @ pmph.com
质量问题联系电话：010-59787234　E-mail：zhiliang @ pmph.com
数字融合服务电话：4001118166　E-mail：zengzhi @ pmph.com

丛书编委会

主　编　张利岩　刘则杨　应　岚
编　委　（按姓氏笔画排序）
　　　　　刘则杨　李乐之　李虹彦　应　岚　张玉莲
　　　　　张利岩　殷　欣　谢　娟

 分册编委会

主　编　谢　娟　王　效
副主编　王爱平　于　媛
编　委　（按姓氏笔画排序）
　　　　　于　媛　王　效　王爱平　王翠玲　冯　瑞
　　　　　朱云霞　李旭英　李俊英　沈艳芬　张　倩
　　　　　国仁秀　谢　娟
插　画　李　烨

序

　　近年来，我国肿瘤总体发病率和死亡率呈现逐年上升趋势，已经成为严重威胁我国居民健康的重大公共卫生问题。党中央、国务院一直高度重视肿瘤防治工作，发布了一系列重要指导性文件，对我国肿瘤防治科普行动提出明确目标要求。

　　恶性肿瘤作为慢性非传染性疾病，绝大多数患者经过住院治疗后，需要回到家中继续休养。居家照护关系着治疗效果的巩固、患者生活质量的提高以及重返社会等问题。良好的居家照护，需要专业照护团队与患者和主要照顾者共同努力。因此，给予患者和主要照顾者专业的支持和指导，提高他们的自我照护能力，则显得尤为重要。

　　为此，中华护理学会护理产业工作委员会组织编写了《居家护养系列——肿瘤患者居家护养》一书，目的在于普及肿瘤居家护养知识，帮助患者和主要照顾者掌握自我照护的方法和技能。

　　本书由行业内的护理专家编写，在承续丛书风格的基础上又有所创新，以满足患者和主要照顾者需求为导向，内容结构清晰，涵盖范围全面；体例新颖，以小案例导入，聚焦主要问题，将知识点以简洁、通俗易懂的语言融入"跟我学""加油站""划重点"等几个板块，并用百姓喜闻乐见的"顺口溜"形式对章节主要内容进行概括总结，同时也充分运用漫画、视频、音频等多种传播形式加深理解和记忆，在"将专业知识科普化"方面进行了积极有效的探索和实践。

　　本书图文并茂，可读性强，既可以作为患者和主要照顾者的科普读物，也可以作为相关机构培养辅助型护理人员的教辅用书。

　　护理人员是科学普及和恶性肿瘤防控的重要力量。希望广大护理人员勇担使命，在高质量推动健康中国肿瘤防治行动中充分彰显护理的专业价值，为广大人民群众提供全生命周期的照护。

中华护理学会理事长　吴欣娟

2023 年 11 月

前　言

　　近年来,恶性肿瘤发病率呈现逐年上升趋势,已经成为严重危害人类健康、制约社会经济发展的一大类疾病。提高肿瘤患者居家自我照护及主要照顾者的照护能力,有助于改善患者生活质量,促进康复,降低非计划再入院率。

　　当前,关于肿瘤居家照护的图书相对缺乏。面对居家期间常见的恶心呕吐、疲乏、脱发等治疗不良反应以及疼痛、睡眠障碍、焦虑、抑郁等身体、心理症状,很多患者和家庭主要照顾者常常感到茫然和无所适从,也因此承受了很大的身心压力和照护负担,亟须专业的支持和指导。为此,中华护理学会护理产业工作委员会组织业内专家,以慢性疾病自我管理等相关理论为基础,在肿瘤患者居家照护需求调查研究的基础上,汇集肿瘤照护多学科团队的智慧及临床经验编写了《居家护养系列——肿瘤患者居家护养》一书。

　　本书共五章、三十七个单元,内容涵盖肿瘤患者居家期间自我照护的多方面内容,同时兼顾患者和照顾者需求,理论与技能相结合,具有较强的实用性。书中有居家护养日记单元,书后还附有抗癌故事,在帮助患者更好地进行自我管理的同时,也传递希望和力量。本书既可以作为肿瘤患者和照顾者阅读的科普读物,也可以作为居家护养员培训辅助教材。

　　本书的编撰和出版凝聚了业内护理专家的智慧和心血,也是广大护理人员在构建医院 - 社区 - 居家肿瘤全程、全周期延续照护体系的积极探索。衷心希望本书能起到抛砖引玉的作用,从而集众家所长,共同提升肿瘤患者照护质量。

　　本书在编写过程中,承蒙多位护理专家的悉心指导,更有多位幕后一线护理人员积极参与,以及各位编者的大力支持,在此一并表示衷心的感谢! 由于本书编写时间有限,难免存在一些疏漏,真诚欢迎广大读者批评指正。

红十字国际学院"南丁格尔"人道救护教研中心　主　任

中国南丁格尔志愿护理服务总队　理事长

张利岩

2023 年 11 月

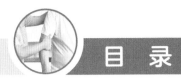

目 录

第一章
肿瘤患者常见症状居家护养

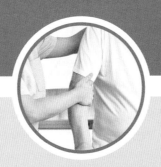

　　肿瘤治疗方案复杂、周期长,肿瘤被照护者在治疗间歇期大多会选择居家休息或社区进行姑息治疗。居家或社区休养期间,被照护者常常会面对一些生理及心理上的不良反应,照护者和被照护者往往不知道如何正确应对,因此承受巨大的身心痛苦和压力,严重者甚至影响治疗方案的实施。

　　本章就肿瘤治疗间歇期及康复期常见的十三个症状:恶心呕吐、口腔黏膜炎、腹泻、便秘、淋巴水肿、周围神经病变、放射性皮炎、皮肤反应、疼痛、睡眠障碍、疲乏、焦虑、抑郁进行护养指导。每一个症状结合小案例提出护养应对策略,并把单元重点以顺口溜的形式进行总结,不仅使照护者能够掌握科学系统全面的护养方法,也可以指导被照护者自我管理,提高被照护者的生活质量。结合前十三个单元内容,第十四个单元就肿瘤患者常见症状设计了居家护养日记,便于照护者及被照护者进行自我监测和记录,早期发现问题,及时联系医护处理相关问题,确保治疗顺利进行,提高生活质量。

第一单元
恶心呕吐居家护养

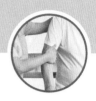

小 案 例

张阿姨,58岁,诊断为右肺癌,医生给予紫杉醇联合卡铂方案化疗。出院后肿瘤控制良好,但食欲不佳,进食后恶心,偶有呕吐,身上没有力气。该如何在日常生活中照护张阿姨呢?

一、家庭照护面临的问题

被照护者出院后处于居家状态,但是肿瘤本身、化疗、止痛药物等都可能引起恶心呕吐,无论什么原因引发恶心呕吐,都会给被照护者带来不愉快的感受,降低生活质量,严重呕吐甚至可能导致并发症的发生,如营养不良、电解质紊乱等,所以需要创造良好的就餐环境,合理调整饮食,注意观察自身症状,严重呕吐及时联系医生。

二、家庭照护应掌握的技能

1. 照护者和被照护者能够识别恶心呕吐的程度。
2. 照护者和被照护者熟悉预防恶心呕吐的方法。
3. 照护者及被照护者掌握居家期的饮食原则。

跟 我 学

一、什么是恶心呕吐

恶心是一种可以引起呕吐冲动的胃内不适感,是呕吐的前驱症状,可以单独出现,自行终止,也可接着干呕。呕吐是指胃内容物或部分小肠内容物,通过胃的强力收缩经口排出。

二、恶心、呕吐的高危人群

容易发生恶心、呕吐的高危人群包括:女性;年龄小于 50 岁;既往有晕动症(晕车、晕船等),妊娠呕吐史,化疗呕吐史;有焦虑、紧张、惧怕等情绪;进食油腻、太甜食物,进食过饱;饮酒过量;使用化疗药物;存在相关疾病,如既往有急慢性胃炎、肝胆疾病等。

三、恶心呕吐的危害

1. 食物摄入减少,营养不良。
2. 增加对后续治疗的恐惧,降低后续治疗的依从性,影响整体疗效。
3. 降低机体抵抗力,降低对化疗的耐受性。
4. 严重者出现电解质紊乱,酸碱失衡,危害健康。

四、日常照护要点

1. 科学合理的饮食方法。
2. 心理调节,保持心情舒畅。
3. 良好的医患沟通,及时获得专业的建议。

五、应对策略

(一) 饮食护养

1. 少量多餐,每天可吃 5~6 餐,进食速度缓慢。
2. 如果晨起就有恶心的问题,那么起床吃点干燥的食品,如麦片、面包或饼干(口唇干燥、口腔溃疡、喉咙痛的情况除外)。
3. 饭前或饭后 1 小时适当喝些清淡的饮料,如苹果汁、绿茶等。
4. 吃常温食物,避免气味浓烈的食物。
5. 恶心时可以吃一些酸酸的话梅(白细胞低的患者不建议吃盐腌制品)、酸奶、山楂糕,清凉的薄荷糖、绿豆汤,或其他喜欢且能吃得下的小零食(口腔溃疡的患者不要吃酸糖果)。
6. 进食后坐椅子上休息,饭后 2 小时内应避免平躺,勿频繁翻身。

(二) 保持口腔清洁

进食后、呕吐后用温水漱口,避免残留食物和呕吐物气味刺激产生呕吐的欲望。

(三) 营造轻松、愉快的进餐氛围

保持心情舒畅,避免过度紧张引起心因性呕吐。

（四）穿宽松衣服,觉得恶心时深呼吸

（五）芳香疗法

1. 闻柠檬、生姜等气味。预感恶心呕吐时,把柠檬或者生姜切片后,放鼻旁,嗅闻其气味,可减轻症状。

2. 远离不喜欢的气味,如油烟味、香水味等。

（六）穴位按摩

按摩内关穴、合谷穴、足三里穴,每次 10~15 分钟,每次间隔 4 小时,以出现酸、麻、胀为度,可减轻化疗相关恶心呕吐,具体步骤扫描二维码观看。

（七）放松疗法

听音乐、聊天、深呼吸、按摩、运动、足浴、冥想、倾诉等。

穴位按摩

六、若患者出现下列情况,请及时报告医生或紧急就医

1. 误吸呕吐物,出现呛咳、憋气等。

2. 在超过 3 小时的时间里,每小时呕吐次数超过 3 次。

3. 呕吐物带血或者有咖啡渣样物质。

4. 超过 1 天不能进食。

5. 无法服药。

6. 发生眩晕、晕厥。

7. 在 1~2 天内体重减轻超过 1 千克,意味失水过快,出现脱水。

8. 尿的颜色呈深黄色,并且排尿次数和量都减少。

加 油 站

恶心呕吐是化疗后常见的并发症之一,常见导致化疗相关恶心呕吐的药物有顺铂、阿霉素、表柔比星、环磷酰胺、氮烯米胺等,基本上所有的化疗药物都可能导致不同程度的恶心呕吐。其发生率及严重程度与化疗药物的种类、剂量、联合用药的数量、用药频率、本身体质等有关(表 1-1-1)。

化疗所致恶心呕吐的处理原则应以预防为主,止吐治疗应先于抗肿瘤治疗,并不是吐了再用药,不吐不用药。因为恶心呕吐一旦发生就较难控制,且易出现预期性恶心呕吐。所以,一定要遵医嘱用药。具体的预防方案,需要根据抗肿瘤治疗方案的致吐风险、自身的高危因素、既往发生恶心呕吐的严重程度,制订个体化的止吐方案。目前,随着新型药物的普及不同机制止吐药物的联合应用,止吐治疗的疗效大大提高。化疗前恶心呕吐风险的评估是极其重要的环节,配合医护人员做出准确的评估,会大大减轻化疗引起的不良反应。

表 1-1-1　化疗药所致恶心呕吐的分度

	0 度	1 度	2 度	3 度
恶心	无恶心	恶心,不影响进食和生活	恶心,影响进食和生活	因恶心而卧床
呕吐	无呕吐或只有轻微恶心	每天呕吐 1~2 次	每天呕吐 3~5 次	每天呕吐大于 5 次

划　重　点

　　每个人恶心呕吐的表现不完全相同,早预防、早发现,采取适当的保护措施可以将影响降到最低。照护者应该关注被照护者不思饮食、情绪变化等症状,掌握自我照护的措施,早期发现严重的恶心呕吐,以提高生活质量,保证安全,避免由此引发的伤害。

　　为了方便记忆,可记住如下照护口诀。

　　　　　　恶心呕吐很常见,提前预防是关键。

　　　　　　日常饮食多注意,少量多餐宜清淡。

　　　　　　适当活动勿平躺,放松心情保健康。

试　试　手

思考题

　　1. 哪些人群容易出现恶心呕吐?

　　2. 出现恶心呕吐后,日常饮食如何调理?

(谢　娟　邹春芳)

第二单元
口腔黏膜炎居家护养

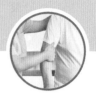

小　案　例

王阿姨,56岁,诊断为口腔癌,目前放疗18次,入院后第二周行同步化疗。现王阿姨口干明显,口腔黏膜变红,几天后口腔内出现了点状溃疡,疼痛难忍,无法进行语言沟通,不能正常进食,严重影响了王阿姨的日常生活。那么,在日常生活中应该如何照顾王阿姨的口腔呢?

一、家庭照护面临的问题

被照护者治疗结束后出院,处于居家状态,但由于放疗、化疗等治疗所致的口腔黏膜变化也随之而来,对于口腔黏膜情况的自查与护理成为家庭照护的主要内容,如果症状加重时需及时就医。

二、家庭照护应掌握的技能

1. 照护者和被照护者能正确自查口腔状况。
2. 照护者和被照护者居家阶段能够重视口腔清洁卫生,养成良好的口腔清洁习惯。
3. 照护者和被照护者居家阶段能识别严重的口腔黏膜反应,及时就诊。

跟　我　学

一、什么是口腔黏膜炎

口腔黏膜炎,亦称口腔炎,是指发生于口腔黏膜上皮组织的炎症或溃疡性反应,表现为口腔黏膜充血、红肿、点状溃疡,严重者融合成片,可有伪膜形成。

常伴口腔疼痛、溃疡,严重影响患者的咀嚼、吞咽功能和睡眠质量,继而造成机体所需营养摄入不足,导致患者出现不同程度的脱水、营养不良等生理功能下降,使患者对治疗计划的承受力下降,导致治疗延迟、中断或药物使用剂量减少,影响原发病的治疗效果。

二、身体出现哪些变化提示口腔黏膜炎发生

口腔黏膜炎最初表现为软腭或颊黏膜软组织红斑,伴口腔烧灼感。此后可能出现孤立的隆起性白色脱屑斑片,伴有轻微疼痛。随着病情进一步发展,上皮坏死脱落导致多发性浅表溃疡形成,伴假膜样外观(图 1-2-1),这些溃疡融合成较大的疼痛性溃疡,并导致吞咽困难和经口摄食减少。不同患者的严重程度不同,轻者可仅有轻度口腔疼痛且缺乏临床表现,重者则出现严重糜烂性黏膜炎并伴剧烈疼痛,且无法进食或饮水。

黏膜炎通常具有自限性。单纯化疗的患者一般给药后 4~7 天开始出现,10~14 天达高峰。头颈部放疗患者,一般在治疗的 2~3 周开始出现,5 周左右达高峰,持续至放疗结束后 2~4 周,症状逐渐减轻。造血干细胞移植患者口腔黏膜炎通常在移植后 6~12 日最严重,在之后的 7~14 日缓慢消退。

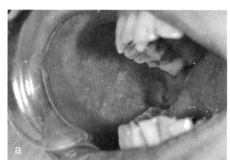
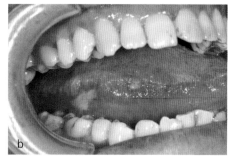
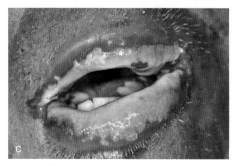

a. 口腔黏膜充血;b. 口腔溃疡;c. 伪膜形成。

图 1-2-1　口腔黏膜炎图片

三、应对策略

（一）预防措施

1. 应戒烟，少饮酒。

2. 应避免进食易损伤口腔黏膜的食品，包括尖锐、粗糙、辛辣、过咸、过酸、过热等刺激性食品。

3. 应在进食后、睡前使用软毛牙刷刷牙，宜使用含氟牙膏，至少 2 次 / 日，并每月至少更换 1 次牙刷。

4. 应使用不含酒精的溶液漱口，如生理盐水、碳酸氢钠溶液或两者的混合液，2~4 次 / 日。

5. 如果佩戴义齿，不合适的请及时到口腔科调整。尽量减少佩戴义齿的次数。睡前清洁义齿，浸泡在清水或者家用义齿专用溶液中。

6. 保持口唇湿润，可以使用润唇膏，但不宜长期使用。

7. 每天至少检查口腔 1 次，站在镜子前，用手电筒辅助照明，检查顺序为：上唇内侧 - 下唇内侧 - 左侧颊部 - 右侧颊部 - 软腭和咽部 - 舌面 - 舌体左侧缘 - 舌体右侧缘 - 舌下及口底（图 1-2-2）。如发现口腔黏膜出现糜烂、溃疡等情况或出现口腔疼痛，应及时与医护人员沟通。

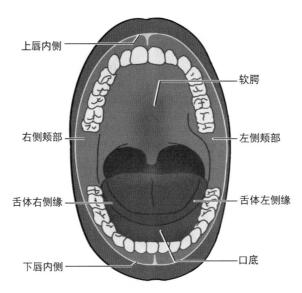

图 1-2-2　口腔检查部位示意图

（二）出现口腔黏膜炎后的自我护理措施

1. 发生口腔黏膜炎时宜增加漱口频次，可增加至每 1~2 小时 1 次。

2. 戒烟，戒酒。

3. 在进食后和睡前使用软毛牙刷全面清洁口腔，2~4 次／日，牙刷用后清水冲洗，刷头向上放置储存。

4. 避免进食易损伤或刺激口腔黏膜的食物。

5. 根据口腔黏膜炎影响进食情况调整食物的黏稠度、软硬度及摄入方法。

6. 尽量少佩戴义齿直至口腔黏膜炎愈合。

7. 遵医嘱使用保护口腔黏膜及促进口腔黏膜修复的药物。

8. 口腔黏膜炎引起张口困难的患者，可使用口腔清洁专用海绵棒清洁口腔。

9. 口腔黏膜炎引起疼痛的患者，宜在进食前遵医嘱使用 2% 利多卡因溶液或其他含有镇痛成分的溶液漱口。

10. 口腔黏膜炎引起口腔干燥的患者，宜多饮水，建议少量、多次饮用。可咀嚼无糖口香糖或刺激唾液分泌的新鲜水果，如菠萝。可使用生理盐水和／或碳酸氢钠溶液喷雾。可使用保持口腔湿润的漱口液、唾液替代品、黏性溶液等。

11. 口腔黏膜炎引起口腔出血的患者，可使用冰水浸湿的纱布或棉签按压出血部位。另外，用冰水漱口对止血也有帮助。

12. 如果出现以下情况，如疼痛严重、口腔出血不止（或血小板低于 20×10^9/L 时）、吞咽困难、发热在 38 ℃以上或怀疑口腔出现感染，请及时就诊。

加　油　站

口腔黏膜炎是肿瘤患者治疗常见不良反应，其发生率与疾病类型和治疗策略密切相关，如接受常规放疗或同步放化疗的头颈部肿瘤患者发生率高达 85%~100%，单纯化疗患者的发生率为 15%~40%，造血干细胞移植的恶性血液病患者的发生率高达 90%。另外，使用靶向药物、双磷酸盐制剂、阿片类药物、利尿剂、镇静剂，以及接受吸氧、留置鼻胃管等可能导致口腔干燥的治疗的患者也存在发生口腔黏膜炎的风险。除此之外，口腔黏膜炎的发生还与患者自身因素相关（表 1-2-1）。

表 1-2-1　与口腔黏膜炎发生相关的自身因素

危险因素	描述
年龄	患儿(因细胞更新率快)和老年患者(因组织修复速度较慢)的危险性较高
性别	女性患者较易发生,且症状相对较重
口腔卫生	保持口腔的清洁可降低口腔黏膜炎的发生
唾液分泌功能	唾液减少可增加口腔黏膜炎的发生
遗传因素	若父母双方均有复发性口腔溃疡时,其子女 80%~90% 患病,若双亲之一患此病则其子女 50%~60% 患病
体重指数	体重指数较低(男性:BMI<20,女性:BMI<19)患者易发生口腔黏膜炎,且一旦发生,其症状易加重或愈合不良
肾脏功能	尿素氮升高、肾功能降低可增加口腔黏膜炎的发生风险
吸烟	吸烟者不仅容易发生口腔黏膜炎,且可延迟其愈合
发生黏膜炎历史	有因抗肿瘤治疗导致口腔黏膜炎的历史者易复发

划　重　点

口腔黏膜炎是肿瘤患者治疗常见不良反应,其发生率与疾病类型和治疗策略密切相关,熟悉不同疾病类型及治疗策略下口腔黏膜炎的发生规律,落实预防措施,密切观察口腔黏膜变化,根据情况强化自我护理措施,最大程度减轻其对患者生活质量的影响。

为了方便记忆,可记住如下照护口诀。

口腔黏膜炎不可怕,了解特点战胜它。

戒烟戒酒重预防,口腔清洁不能忘。

每天照镜仔细瞧,红斑溃疡不漏掉。

试　试　手

思考题

1. 哪些人群更容易发生口腔黏膜炎?

2. 抗肿瘤治疗过程中如何预防口腔黏膜炎的发生?

(张亚茹　沈艳芬)

第三单元
腹泻居家护养

小 案 例

张阿姨,58 岁,结肠癌术后 4 周行伊立替康化疗,平素大小便均正常,出院后第五天,每日排稀便 4~5 次,伴有肛门不适,排便急迫感,周身乏力,出院时医生给阿姨开具了黏膜保护剂、调节肠道菌群类药物和洛哌丁胺,并在服药和饮食等日常生活方面给予指导。

一、家庭照护面临的问题

被照护者意识清楚,出院后处于居家状态,日常生活可自理,但由于腹泻,排便多且急迫,便后肛门不适且周身乏力,如厕过程中可能跌倒,需要家人陪伴。如厕后需要清洁肛周皮肤,需要家人协助。因周身乏力,需要家人为其准备食物。还需要注意观察生命体征,一旦体温增高,症状加重需要及时联系医生。

二、家庭照护应掌握的技能

1. 照护者和被照护者能够识别腹泻的原因及程度。
2. 照护者和被照护者熟悉预防肛周黏膜破溃的方法。
3. 照护者及被照护者掌握服用止泻药物的方法及腹泻期间的护理措施。

跟 我 学

一、什么是腹泻

正常人的排便习惯为 1~2 次 / 日或 1 次 /1~2 日,少数健康人可达到 3 次 / 日或 1 次 /3 日,粪便多为成形软便。腹泻是指个体排便次数明显超过平日频率,粪质稀薄、水分增加,常伴有排便急迫感、肛门不适、失禁等症状,具体是指在 24 小时内排出 3 次以上的未成形大便,大便稀薄,含水量超过 85%。

二、肿瘤患者腹泻的原因

1. 患者因素　食欲减退、营养不良、中性粒细胞减少。
2. 情绪因素　焦虑、抑郁、痛苦等。
3. 肿瘤疾病因素　胃肠、胰腺、神经内分泌肿瘤和结直肠癌是最常见的腹泻相关肿瘤。
4. 手术方式　胃肠道肿瘤根治术、胰十二指肠切除术等。
5. 化疗药物　5- 氟尿嘧啶、伊立替康、蒽环类药物、铂类、紫杉烷类、环磷酰胺、阿糖胞苷等。
6. 其他因素　腹部盆腔的放射治疗、免疫相关性腹泻、肠内营养、长期使用抗生素等。

三、温馨提示

1. 规律准确服用止泻药物。
2. 腹泻期间居家休养,避免外出,家人陪护,预防跌倒。
3. 便后清洁肛门,预防失禁性皮炎。
4. 合理饮食,监测体温,减轻肠道负担,预防肠道感染。

四、应对策略

(一) 准确服用止泻药物
1. 常用止泻药物有蒙脱石散(思密达)　该药物为黏膜保护剂,应用温水溶解后摇匀服用。
2. 地衣芽孢杆菌活菌胶囊(整肠生)、双歧杆菌三联活菌胶囊(培菲康)　为调整肠道菌群类药物,应于饭前 30 分钟空腹服用或饭后 60 分钟用温水送服,注意不要与抗生素同服(2~8℃冰箱内保存)。
3. 洛哌丁胺(易蒙停)　空腹或饭前 30 分钟服用。首次服用 2 片(4 毫克),以后每 2 小时服用 1 次,每次 1 片(2 毫克),腹泻停止后再服用 12 小时,连续服用不能超过 48 小时。服用易蒙停有发生麻痹性肠梗阻的风险,所以用药期间如果出现腹胀、腹痛、排气排便停止,应立即就诊。
(二) 饮食指导
应进食富含可溶性膳食纤维的食物,如去除果皮的苹果、柑橘、菠萝、柠檬和煮熟的卷心菜等蔬菜,可进食米汤米粥、面汤等食物,少量多餐,多喝水,每日饮水量应为 2 200~4 000 毫升,每日排便次数 ≥ 7 次/日时,应静脉补充液体和电解质。

减少不溶性膳食纤维的摄入,如豌豆、扁豆、麸皮、豆皮等。避免进食脂类食物,如坚果、油炸食物。避免进食生冷辛辣刺激的食物,如辣椒、大蒜。不要饮用牛奶、咖啡、果汁和甜饮料。乳糖不耐受的患者不要进食富含乳糖的食物。严重腹泻时,应禁食,待病情缓解后逐渐过渡到流食、半流食直至普食。

（三）肛周皮肤的护理

每次排便后用温水清洗肛门,并用软纸吸干,条件允许者可用吹风机吹干,局部涂抹防潮软膏,如氧化锌软膏或皮肤保护膜。如肛周皮肤出现了破溃,可用护肤粉局部喷涂后再用皮肤保护膜。穿宽松柔软的棉质衣物,减少摩擦。

（四）其他自我管理

受疾病治疗及腹泻的影响,患者会出现不同程度的乏力头晕,增加了跌倒的风险,在患者腹泻期间,主要照顾者应全程陪伴,确保患者安全。关注患者体温变化及排便的颜色、性状和量,一旦出现每日排便次数 ≥ 7 次,体温超过37.5℃,口干、精神萎靡、脓血便等应及时就医。

加 油 站

肿瘤患者由于疾病原因,反复放化疗,应用免疫抑制剂、激素、抗生素及肠内营养等辅助治疗,发生腹泻的比例高达 50%~80%,严重影响生活质量和治疗结果,严重腹泻甚至可危及患者生命。而多数腹泻发生在居家期间,因此患者及主要照顾者了解腹泻的定义、临床表现和分级（表 1-3-1）就至关重要。出现 1 级腹泻应合理饮食,2 级以上的腹泻应用药物治疗及控制饮食,严重者应禁食水,静脉补液。

表 1-3-1　美国国家癌症研究所关于腹泻毒性的分级

分级	症状
1	排便次数增加<4 次/日
2	排便次数增加 4~6 次/日,排出物量中等,不影响日常生活
3	排便次数增加 ≥ 7 次/日,大便失禁,需 24 小时静脉补液,需住院治疗,排出物重度增加,影响日常生活
4	危及生命
5	死亡

划　重　点

为了方便记忆,可记住如下照护口诀。

手术化疗免疫药,出现腹泻很常见。

排便紧急质稀薄,次数增多又急迫。

规律服药很重要,饮食正确是关键。

衣服柔软避摩擦,便后清洁喷上膜。

体温增高精神差,出现血便去医院。

自我护理保安全,腹泻缓解很自然。

试　试　手

思考题

1. 出现腹泻后应该选择什么样的饮食?

2. 出现腹泻后如何正确服用止泻药物及自我护理?

（国仁秀　沈艳芬）

第四单元
便秘居家护养

小 案 例

李阿姨,55岁,诊断为肠癌肝转移,右上腹钝痛,规律口服阿片类止痛药后疼痛控制可,行奥沙利铂单药化疗,出院后体质虚弱,基本卧床休息,很少活动,伴无食欲,腹胀,排大便费力,排出来的大便是球状干硬,李阿姨说排便后腹胀缓解,但浑身像虚脱了一样,肛门火辣辣地疼,擦大便时手纸上带有少量鲜红色的血液。

李阿姨为什么出现了便秘?如何预防和处理便秘?如何指导其进行自我照护?如何指导家属照顾李阿姨?

一、家庭照护面临的问题

被照护者出院后处于居家状态,日常生活可部分自理,但由于其体质虚弱,排便费力,因大便干硬出现了肛裂,肛裂后肛门疼痛,因疼痛不敢排便,甚至害怕排便,这样就会加重便秘,严重的便秘有可能会诱发肠梗阻,延误抗肿瘤治疗的进行,所以被照护者和照护者都要意识到便秘的危害、预防便秘的重要性。同时还需要知道,如果出现腹部剧烈胀痛,伴头晕、大汗、血压下降、便后滴血等情况,需要及时联系医生。

二、家庭照护应掌握的技能

1. 照护者和被照护者能够识别什么是便秘。
2. 照护者和被照护者熟悉引起便秘的因素。
3. 照护者及被照护者应用简单方法预防便秘。

跟 我 学

一、什么是便秘

便秘是排便次数减少,排便费力,粪便干、硬,可伴有腹胀、腹痛、恶心、呕吐和没食欲,便秘还可引发排便疼痛、痔疮、肛裂、粪便嵌塞等,影响生活质量,对于晚期肿瘤患者,严重便秘还可诱发恶性肠梗阻。

二、引起便秘的因素

1. 生活方式因素　活动量少,平时基本卧床休息;喝水少,缺乏蔬菜、水果、粗粮等富含粗纤维的食物摄入;排便时间不规律;不习惯使用便盆;排便不及时。

2. 疾病因素　脊髓压迫、高热出汗过多、脑血管意外、颅内肿瘤、盆底肿瘤、大量腹水、血钾过低、糖尿病、痔疮、结直肠肿瘤、肠道手术史。

3. 药物因素　使用阿片类止痛药(吗啡、羟考酮等),止吐药(阿瑞匹坦、格雷司琼等),化疗药物(长春碱类),解痉药(阿托品、山莨菪碱),铁剂(琥珀酸亚铁),抗惊厥药(加巴喷丁),抗抑郁药(阿米替林),抗酸药(奥美拉唑),利尿药(呋塞米、氢氯噻嗪)。

三、应对策略

(一) 生活上预防便秘

晨起喝一杯温开水;每日晨起或者餐后2小时按时如厕排便,排便时不要看手机或报纸,要保持注意力集中。一天中只要有便意就要及时如厕。每日喝水喝汤等不能少于2 000毫升(根据医嘱限制饮水的患者除外),即大于3瓶矿泉水。尽量多吃些粗粮,如全麦面包、玉米、小米、燕麦、红薯等。多吃富含粗纤维蔬菜,如芹菜、菠菜、笋等。多吃水果,如火龙果、熟透的香蕉、苹果、梨、橙子等。多活动,如散步、打太极拳等。如果身体没力气不想活动,照顾者可以帮助被照顾者每天固定时间按摩腹部刺激肠蠕动,具体方法为按摩时双手涂上按摩霜或护肤乳,以肚脐为中心顺时针按摩腹部(图1-4-1),按摩时稍加用力,每次5~10分钟。再使用热水袋进行腹部热敷,热敷方法为给热水袋装100℃的水,约1/3满,将热水袋平放,开口部翘起,排出空气后,拧紧盖子,倒置热水袋检查是否渗漏,确保安全,在热水袋外包裹塑料袋,避免热水渗漏后烫伤患者,外层包裹毛巾,以确保舒适与安全,热敷时间不超过30分钟(腹部肿瘤患者禁止按摩和热敷)。

（二）正确使用药物预防便秘

1. 规律服用阿片类止痛药的同时要规律服用缓泻药来预防便秘;口服缓泻剂通常在饭前或睡前空腹服用;乳果糖适用于慢性便秘的患者;植物油、中药火麻仁安全温和,也适用于慢性便秘的患者;番泻叶、芦荟胶囊、果导片、蓖麻油等适用于急性便秘的患者,短期服用效果好,长期大量服用可能加重便秘,如果发生肠梗阻应禁用这些药物。

2. 家里可以准备一些开塞露,当出现干结的大便在肛门周围排出困难时,可以在肛门塞上开塞露。使用方法为被照顾者左侧卧位,照顾者用油润滑一下肛门和开塞露前端,再塞到肛门内,挤入开塞露内的液体,坚持3~5 分钟再去排便。

（三）预防便秘的个体化措施

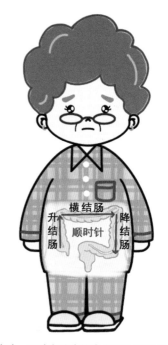

腹腔、肠腔有肿瘤的患者禁止腹部按摩

图 1-4-1　腹部顺时针按摩图

1. 进食差、高热、严重的恶心呕吐等容易出现脱水、血钾降低,从而导致肠蠕动减慢,发生便秘,如果没有禁忌证,可饮用富含电解质的饮料。

2. 为长期卧床的患者提供隐秘的排便环境和合适的便器。

3. 有痔疮、肛裂、盆底病变的患者,排便时可用植物油润滑肛周,便后温水坐浴,局部涂抹治疗痔疮的软膏。

4. 排便时,肛门疼痛的患者在排便前可局部涂抹利多卡因预防疼痛。

5. 因大量腹水、卧床时间长导致的肠蠕动减慢引起的便秘,可空腹喝橄榄油,每次 20~40 毫升,服用后照顾者协助被照顾者适当走动,效果更好。

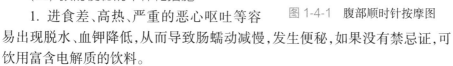

加　油　站

便秘增加了患者的痛苦,甚至耽误化疗的正常进行,针对便秘的高危人群应采用定时排便、多食粗粮和蔬菜、多饮水、多活动等通用措施来进行预防。出现便秘后应遵医嘱服用缓解药,如出现超过 3 日未排便,并伴有腹胀、腹痛应及时就医,检查是否出现粪便嵌塞和肠梗阻。如出现腹痛加重、部位固定、持续不缓解、伴头晕大汗血压下降等症状,也应及时就医,检查是否出现肠穿孔。如出现便中带血或有脓性黏液，也应及时就医，排除肠道出血或感染。

划 重 点

为了方便记忆，可记住如下照护口诀。

排便费力次数少，质硬干结是便秘。

蔬菜水果不能少，饮水粗粮要跟上。

增加活动心愉悦，按摩热敷也可防。

缓泻药物按时服，排便困难开塞露。

腹痛腹胀排气少，医院咨询及时到。

头晕大汗警穿孔，医患携手安全保。

试 试 手

思考题

1. 引起便秘的因素有哪些？
2. 日常生活中怎么预防便秘？

（国仁秀）

第五单元
淋巴水肿居家护养

小 案 例

刘阿姨,60岁,诊断为右侧乳腺癌,行乳腺癌改良根治术及放疗后半年发生右上肢肿胀,诊断为继发性淋巴水肿,在医院淋巴水肿门诊进行了专业治疗,现经治疗师评估,可以进入水肿维持阶段的自我照护,那么刘阿姨该如何进行淋巴水肿的自我护养呢?

一、家庭照护面临的问题

被照护者治疗后处于居家状态,右上肢肿胀明显减轻,生活能够自理。需要根据治疗师的要求居家进行皮肤护理、自我淋巴引流、绷带包扎及淋巴水肿相关功能锻炼。

二、家庭照护应掌握的技能

1. 照护者和被照护者了解淋巴水肿基础预防措施。
2. 照护者和被照护者能进行自我手法引流、绷带包扎或佩戴压力袖套。
3. 照护者和被照护者能正确进行护理皮肤和淋巴水肿相关功能锻炼。

跟 我 学

一、什么是淋巴水肿

淋巴水肿是因外部或自身因素引起的淋巴管输送功能障碍而造成的渐进性发展的疾病,多发生在肢体,早期以水肿为主,晚期以纤维化、脂肪沉积和炎症等增生性病变为特征。根据发生原因可以分为原发性淋巴水肿和继发性淋巴水肿。继发性淋巴水肿多是因为手术、外伤、感染及放疗导致。

二、身体出现哪些变化提示发生淋巴水肿

1. 感觉异常　患肢(患部)酸胀、沉重、感觉改变、麻木、僵硬、活动受限等不舒服,症状可能出现在无明显水肿之前。

2. 肿胀　表现为肢体肿胀增粗,呈慢性、进展性。肿胀早期呈凹陷性,通过休息或抬高患肢可缓解。随着组织纤维化及皮下脂肪堆积,肿胀可呈现非凹陷性。

3. 皮肤改变　肿胀可伴有皮肤的改变,如橘皮样改变、湿疹、过度角化、溃疡、疣状增生物、指甲改变、皮肤感觉异常等。

4. 象皮肿样改变　后期肿胀肢体体积异常增大,外形明显畸形,严重影响日常生活。

三、淋巴水肿基础预防措施

(一) 基础预防措施

所有可能发生淋巴水肿及已经发生淋巴水肿的被照护者,都需要始终做好以下基础预防措施。

1. 避免重复用力的动作,如球类运动、擦洗、拖地、搓衣物、推拉、甩手等。

2. 不宜在患肢进行治疗性操作,如采血、注射、测血压、针灸、拔罐。

3. 避免暴露在严寒和酷暑中,避免冷刺激、桑拿或长时间热浴(温度低于41℃),避免泡温泉。

4. 避免穿着过紧的内衣、外衣,坐卧避免长时间压迫患肢。

5. 保护患病侧肢体皮肤和指甲,避免蚊虫叮咬、刀割伤、刺伤、烫伤、冻伤、骨折等。

6. 保持体重指数在 $30kg/m^2$ 以下,限制钠盐摄入,多食优质蛋白。

7. 避免患肢长时间处于同一姿势,长途旅行、乘坐飞机(飞行时间在 2 小时以上或航程超过 800 千米)或处于高原地区时,建议佩戴压力袖套。

8. 一旦发生皮肤感染或过敏,如皮疹、瘙痒、发红、疼痛、皮温增高,应立即就医。

(二) 上肢淋巴水肿的其他预防措施

1. 术后 2~4 周患肢应避免负重超过 0.5 千克,4 周后避免患肢负重超过 2.5 千克。

2. 避免戴过紧的手表、首饰。

(三) 下肢淋巴水肿的其他预防措施

1. 积极治疗足癣,减少感染并发症。

2. 有静脉曲张功能不全病史者应在医务人员指导下长期穿着弹力袜。

3. 避免穿过紧的鞋袜。

四、安全提示

1. 压力工具要在治疗师指导下使用,使用后需要观察指(趾)甲末端颜色,如紫色或者按压不褪色,提示压力过紧。

2. 功能锻炼及运动需要循序渐进,逐步加强。

五、淋巴水肿的居家护养

淋巴水肿保守治疗应用最广、效果最好的是综合消肿治疗,包括强化治疗期和维持期两个阶段。强化治疗期在医院,由治疗师完成;维持期在家里,由被照护者自己或在照护者的帮助下完成。治疗开始前,照护者及被照护者应该跟治疗师沟通学习皮肤护理、手法引流、绷带包扎及功能锻炼的方法。具体操作参考如下。

(一) 皮肤护理

1. 每天清洗,使用 pH 为中性或弱酸性的清洗用品,并彻底擦干,使用润肤乳剂涂抹患肢。

2. 如果有皮肤褶皱,确保褶皱处清洁和干燥。

3. 洗澡时间不宜过长,水温 37~40℃,洗完澡后立即用干毛巾按压擦干,切忌大力擦拭,然后立即涂抹润肤乳。

(二) 自我手法引流

1. 准备工作　环境温度为 22~24℃,不要过冷或过热,穿宽松舒服可以暴露患肢的衣服。

2. 进行自我评估及肢体围度测量　评估患侧肢体的皮肤是否完整,有无破损,是否干燥和发红。其次,用皮尺测量患肢的臂围,被照护者取坐位或站立位,上肢的测量位置一般选取掌虎口、腕横纹、腕横纹上 10 厘米、肘横纹、肘横纹上 10 厘米以及腋下顶部,然后分别测量不同部位的周长,做好记录。

下肢围度测量:受检者取仰卧位,放松下肢肌肉,下肢的测量位置一般选取足背(跖趾关节)、外踝、小腿(髌骨下缘向下 10 厘米)、大腿(髌骨上缘向上10 厘米)以及大腿根部,然后分别测量并比较不同部位的周长(图 1-5-1)。

3. 自我手法引流(以右上肢水肿为例)

(1) 双肩旋转:锁骨大幅度轻缓地向后转动。

(2) 腹式呼吸:将手掌放于耻骨上方进行腹式呼吸,手掌施加抵抗力。

(3) 激活左腋窝淋巴结:手掌紧密贴在左腋窝下,手指按着最凹陷处缓慢旋转按压 10~20 次。

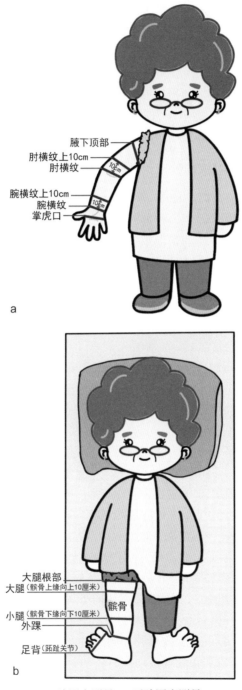

腋下顶部

肘横纹上10cm

肘横纹

腕横纹上10cm

腕横纹

掌虎口

a

大腿根部

大腿（髌骨上缘向上10厘米）

髌骨

小腿（髌骨下缘向下10厘米）

外踝

足背（跖趾关节）

b

a. 上肢围度测量；b. 下肢围度测量。

图 1-5-1　肢体围度测量

（4）胸部引流：在左胸前向左腋窝淋巴结轻揉引流；在前胸部向左腋窝淋巴结做轻揉引流；从右前胸向左侧腋窝淋巴结做轻揉引流；从胸部前方由右侧向左腋窝淋巴结做连贯引流。

（5）激活右腹股沟淋巴结：手掌紧密贴在右大腿根部凹陷处，缓慢地轻揉。

（6）疏通腋窝 - 腹股沟淋巴结通路：从最靠近腹股沟的腹部向右腹股沟淋巴结做旋转轻揉；从中腹部向右腹股沟淋巴结做旋转轻揉；从上腹部向右腹股沟淋巴结做旋转轻揉；从上腹部向右腹股沟淋巴结做整体引流。

（7）患肢的按摩

1）右肩部轻揉引流。

2）上臂外侧上半部分向肩部做旋转轻揉；上臂外侧下半部向肩部做旋转轻揉；上臂外侧由下向肩部做整体疏通。

3）上臂后方 - 右腋窝 - 腹股沟淋巴结通路疏通。

4）上臂内侧向肩部轻揉引流；上臂内侧从肘部向肩部整体引流。

5）腋窝淋巴结通路疏通引流：向左腋窝淋巴结引流。

6）肘部旋转轻揉引流；肘突的周围轻揉按压；肘内侧向肩头轻揉引流5次。前臂背侧靠近肘部向肩头做旋转轻揉引流。

7）前臂背侧靠近腕部向肩头做旋转轻揉；从肘部向肩部做整体引流。

8）从前臂内侧靠近肘部向肩头做旋转轻揉引流；从前臂内侧靠近腕部向肩头做旋转轻揉引流；从前臂内侧向肩头做疏通引流；从上臂内侧向肩头做整体疏通引流。

9）从手腕向肩头做旋转轻揉引流；从手背向肩头做旋转轻揉引流；手背（掌骨之间）做适当按压引流；手掌向手背做淋巴液引流；手背向肩部做疏通轻揉引流。

（8）徒手淋巴引流的注意事项

1）手法引流的方向按照淋巴循环的路径，与淋巴液流动方向一致。

自我手法
引流

2）施加轻柔的压力，不会产生疼痛和皮肤充血。

3）一般情况下不应使用润滑剂。具体步骤扫描二维码观看。

（三）压力治疗

自我手法淋巴引流完成，需要压力工具（绷带包扎或压力袖套）来稳固和维持引流的效果，且通过梯度压力来刺激淋巴流动，减轻淋巴水肿。

1. 绷带包扎

（1）选择一张舒适的椅子和高低适宜的桌子。需要准备的物品有管状绷带、手指绷带、棉质衬垫、弹力绷带和胶带。

（2）根据手臂的长度来选取管状衬里绷带的长度，完全覆盖整个上肢，在虎口处剪一个小口,由拇指套入,动作轻柔,不要用力拉扯,保证平整。将管状绷带上翻,露出手掌。

(3)手指网状绷带包扎。先绕手掌根部3圈,再从小指开始缠绕2~3圈,必须露出甲床,每个手指依次处理;第2卷再从拇指开始,以同样方法缠绕。完成后,指甲和掌心应外露。手指包扎后握拳状,绷带不松散。将管状衬里绷带翻下覆盖手掌。

(4)棉质衬垫包扎。手掌至上臂采用衬垫做螺旋包扎,在腕关节和肘关节处可适当加厚,尽量形成一个圆柱体。

(5)包扎低弹性绷带。先用6厘米的绷带,从虎口开始,第1圈平铺不给压力,第2圈开始给压力,环绕3圈,以螺旋法往上打,注意压力梯度逐渐递减,包扎完后用胶带纸固定;再用8厘米的绷带连接,注意绷带接头不要露在外面,用同样方法缠绕,最后1卷若有多余的绷带不要往回绕,可在原处固定。

(6)所有绷带打完后,保证肢体的活动度。具体步骤扫描二维码观看。

2. 压力袖套穿着及保养

(1)在治疗师指导下使用压力袖套。

(2)压力袖套不能干洗,可水洗,水温低于40℃。

(3)使用中性洗涤剂,不能使用洗衣粉和柔顺剂。

(4)空气流通处晾干,不要暴晒或烘干。

(5)避免硬物损伤压力袖套,不要剪掉或牵拉线头。

自我绷带
包扎

(四)功能锻炼

功能锻炼必须在弹力绷带或压力袖套保护下进行。

1. 上肢淋巴水肿功能锻炼

(1)热身运动:活动大关节,20~30次,中等速度。

(2)活动肩胛部:增加肌肉活动以促进淋巴液向颈静脉回流。

(3)消肿锻炼:患侧上肢和对侧下肢同时活动,进行屈曲或伸展活动。

(4)拉伸锻炼:上肢上举摸头部,以拉伸胸肌和斜方肌。

(5)呼吸锻炼:做扩胸运动,将健侧手掌贴胸骨以感觉胸部运动。唱歌是最好的呼吸锻炼。

2. 下肢淋巴水肿功能锻炼

(1)热身运动:深呼吸增加淋巴液向静脉的回流。用不同速度原地踏步进行消肿锻炼。

(2)取卧位或站位,同时活动上下肢,重复15~30次。

(3)活动踝关节:足趾着地,膝关节弯曲,白天多次重复。

(4)拉伸锻炼:弯曲小腿伸拉腓肠肌群,仰卧上抬整条腿伸拉大腿肌肉,小腿屈曲伸拉股直肌。

(5)深呼吸以增加静脉角的淋巴回流。

加 油 站

淋巴水肿的维持治疗是一个长期的过程,运动可以改善淋巴液的回流。运动期间需要穿着压力袖套,确保锻炼期间不会出现不适或疼痛。如果在活动期间和活动后疼痛、紧张或肢体水肿增加,应咨询治疗师或医生,调整运动方案,运动需要逐步加强。以下是推荐的一些运动方法。

一、步行或慢跑

在穿着压力袖套(下肢穿压力袜套)的情况下,户外散步 20 分钟,或在跑步机上慢跑 10~15 分钟(快速步行速度)。

二、骑行

在室外骑行或在健身房内舒适宽阔的车座上运动 20~25 分钟。

三、柔韧性伸展运动

伸展、深呼吸、放松会对静脉和淋巴液回流产生积极影响,如瑜伽、八段锦。

划 重 点

肿瘤患者治疗后淋巴水肿一旦出现,若不及时干预,不断加重的组织纤维化、脂肪沉积可能导致肢体畸形或残疾。因此,照护者及被照护者需要学会识别淋巴水肿,掌握基础的预防措施,一旦发生淋巴水肿应积极进行专业治疗。在维持阶段需要做好自我皮肤护理、手法引流,根据治疗师的指导进行绷带包扎或使用压力袖套,进行正确的功能锻炼及运动。

为了方便记忆,可记住如下照护口诀。

淋巴水肿病程长,早期预防很重要。

发现异常要警惕,专科门诊规范治。

维持阶段靠自己,保护皮肤要牢记。

手法引流要轻柔,压力工具是关键。

运动锻炼不可少,细心照护"肿"不惧。

试 试 手

思考题

1. 淋巴水肿的基础预防措施有哪些?
2. 维持阶段的照护方法是什么?

（朱云霞　王 效）

第六单元
化疗致周围神经病变居家护养

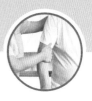

小 案 例

刘阿姨,55岁,诊断为右侧乳腺癌,手术后医生给予紫杉醇化疗。出院后病情稳定,但双手、双脚感觉迟钝,拿东西时好像戴着手套,手脚麻木、刺痛,就像小针在刺皮肤,又像蚂蚁在手掌、脚底爬,走路有时像踩在棉花上一样没力,怕摔跤。该如何在日常生活中照护刘阿姨呢?

一、家庭照护面临的问题

被照护者出院后处于居家状态,日常生活可部分自理,但由于手脚麻木、疼痛、对冷热感觉迟钝,影响走路、做家务、洗澡等,接触冷热物品时可能会被冻伤或烫伤,行走时可能会跌倒,需要他人的帮助;同时还需要注意观察自身症状,如果症状加重需要及时联系医生。

二、家庭照护应掌握的技能

1. 照护者和被照护者能够识别化疗致周围神经病变的常见症状及其程度。

2. 照护者和被照护者熟悉预防跌倒的方法,防止跌倒。

3. 照护者及被照护者会应用防止受伤的日常生活技巧。

跟 我 学

一、什么是化疗致周围神经病变

化疗致周围神经病变是化疗药物对周围神经功能造成的损伤,以及产生的一系列神经功能紊乱的症状和体征。化疗疗程持续时间长,化疗药物的累积,都是主要的危险因素。常见导致周围神经病变的药物有紫杉醇类、长春新碱、长春瑞滨、奥沙利铂、顺铂及一些新型化疗药物,如艾立布林、优替德隆等。

二、身体出现哪些变化提示有周围神经病变

化疗药物导致的周围神经病变主要表现为感觉神经受损,包括四肢末端感觉异常(冷热感、针刺感、蚁走感),对称性麻木,烧灼感,刺痛等,脚部症状最早出现,从远端向近端扩散,呈手套和长袜样分布(图 1-6-1)。严重者可有运动神经病变,表现为肌肉痉挛、震颤或肌肉无力。奥沙利铂引起的周围神经病变还可能表现为颜面部、口唇、咽喉部麻木、刺痛、感觉异常、下颌僵硬等,遇冷加重。

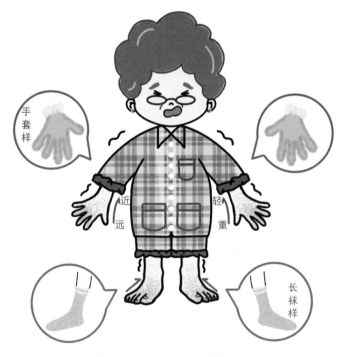

图 1-6-1　手套袜套样分布图

三、安全提示

1. 外出或如厕时,有人在旁,预防跌倒。
2. 接触过冷或过热物品时,有保护措施,防止冻伤或烫伤。

3. 避免接触尖锐物品,防止刺伤。

四、应对策略

(一)防跌倒及磕碰

选择包住脚趾和脚跟的平底鞋,不穿高跟鞋、松糕鞋或拖鞋外出。裤子长短、肥瘦适中,腰带松紧适度,防止过长、脱落绊倒。灯光明暗合适,可以在床头放小夜灯,方便夜间使用。

做好"起床三步曲"可以有效预防体位变化时跌倒的发生。即醒来后床上躺 30 秒,起身在床上坐 30 秒,然后床边坐 30 秒行走,具体步骤扫描二维码观看。

(二)预防烫伤及晒伤

避免接触热源(开水、热锅、明火等)。使用热水可以让照护者协助,无照护者协助时先倒入凉水,再兑入热水。夏季中午炎热时避免长时间在户外活动,防止晒伤。洗澡时水温调节在 37~40℃。

起床三步曲

(三)避免冷刺激

1. 寒冷天气尽量减少户外活动,如需外出应佩戴口罩、围巾、手套,穿袜子,可使用小热水袋和暖足贴等取暖物品。

2. 手不直接接触冰冷的金属物体(如门把手、公交车金属扶手等)。

3. 慎用电风扇、空调。不开冰箱门、不徒手从冰箱拿东西、不吃冰箱刚拿出的食物。

4. 用温水刷牙、漱口,用温热的水洗头、洗脸、沐浴。

5. 做家务(如洗衣、洗碗)时要用温水。睡前可用 37~40℃的姜水浸泡手脚。

(四)防锐器伤

房间尽量不放锐器,避免使用剪刀、水果刀等,必须使用时可以让他人帮助。可以用棉垫或护角包裹家具棱角处,做家务时戴手套。

(五)饮食护养

饮食以温软类食物为主,不喝冷饮,不吃生冷食物。选择易于消化并富有营养的软食,补充维生素 B_1 含量高的食物,如胚粉、大麦、青稞、小米等杂粮,确保每日摄入有杂粮。

加　油　站

化疗致周围神经病变是常见的化疗不良反应,属于化疗药物神经毒性,总体发生率为 30%~60%,20%~30% 可能发展为长期持续性的周围神经病变。

贫血、血清蛋白含量低于正常值以及酗酒是诱发周围神经病变的危险因素。高龄、糖尿病、肥胖、周围神经病变史等,也会影响周围神经病变程度。目前,无预防和治疗周围神经病变的特效药物,因此需要照护者及被照护者居家期间留心周围神经病变的表现,可以根据化疗致周围神经病变的评估分级表进行评分,如(表1-6-1),对于总评8分及以下的周围神经病变一般无须调整化疗药剂量,总评分9分及以上的周围神经病变需要与医生沟通,由医生决定是否降低化疗药物剂量、延长用药间隔时间。

表1-6-1   化疗药物致周围神经病变评估表

症状	无	轻微	感觉明显	感觉强烈	非常强烈
手有麻木或刺痛感	0	1	2	3	4
脚有麻木或刺痛感	0	1	2	3	4
手感觉不舒服	0	1	2	3	4
脚感觉不舒服	0	1	2	3	4
关节痛或肌肉痛性痉挛	0	1	2	3	4
感觉乏力	0	1	2	3	4
听力困难	0	1	2	3	4
耳鸣	0	1	2	3	4
系纽扣困难	0	1	2	3	4
不能辨别手中小物体形状	0	1	2	3	4
行走困难	0	1	2	3	4

注:每个条目0~4分,结果以总分计算,即以11个条目的分值相加,总分范围0~44分。0级为0分;1级为1~4分;2级为5~8分;3级为9~14分;4级为15分以上。

划　重　点

化疗致周围神经病变是化疗后常见的不良反应,每个人的表现不完全相同,应早识别、早发现,采取适当的保护措施可以将化疗伤害降到最低。照护者及被照护者应该关注化疗后的手脚麻木、感觉异常、刺痛、无力等症状,掌握自我照护的措施,早期报告严重的周围神经病变,以提高生活质量,保证安全,避免由此引发的伤害。

为了方便记忆,可记住如下照护口诀。

神经病变不可怕,通过学习识别它。

感觉异常应注意,手脚麻木要警惕。

防烫避冷防锐器,防跌措施要牢记。

试　试　手

思考题

1. 身体出现哪些变化提示有周围神经病变?
2. 出现周围神经病变日常生活应该注意什么?

(朱云霞　王　效)

第七单元
放射性皮炎居家护养

小 案 例

李叔叔,58岁,诊断为鼻咽癌,门诊开始行放射治疗。看到一起放疗的病友颈部皮肤发红、水肿,局部皮肤还有水疱和渗液,影响颈部活动和睡眠,非常担心自己的皮肤也会出现类似的情况。那么在治疗过程中应该如何照护李叔叔的皮肤呢?

一、家庭照护面临的问题

被照护者门诊放疗,处于居家状态,随着治疗的进行,放疗所致的皮肤反应也会随之而来,对治疗区皮肤的观察与护理成了家庭照护的主要内容,如果症状加重时需要及时就诊。

二、家庭照护应掌握的技能

1. 照顾者和被照顾者能识别放射性皮炎的高危因素。
2. 照顾者和被照顾者居家阶段正确保护治疗区皮肤,最大限度地减轻皮肤的放射性反应。
3. 照顾者和被照顾者居家阶段能识别严重的皮肤反应,及时就诊。

跟 我 学

一、什么是放射性皮炎

放射性皮炎是肿瘤放疗患者常见的不良反应,主要表现为放射野皮肤出现红斑、水肿、脱屑、湿性脱皮和溃疡等。约90%以上的患者会经历不同程度的皮肤反应,尤其是乳腺癌、头颈部癌、皮肤癌、肺癌或肉瘤患者。这些肿瘤患者皮肤接受的辐射剂量较高,因此其放射性皮炎的发病率较高。大部分病例的皮肤反应为轻度或中度,但有 20%~45% 的患者会出现级别更高的皮炎,表现为湿性脱皮和溃疡。放射性皮炎不但会给患者带来瘙痒、疼痛等不适,影响日常活动和睡眠,而且严重者可继发感染,导致治疗方案改变或延迟,从而影响放疗效果。因此,放射性皮炎的预防和及早干预非常重要。

二、身体出现哪些变化提示出现了放射性皮炎

急性放射性皮炎是指在放疗开始后 90 日内发生的皮炎,发生时间从开始放疗后数日至数周不等。每个患者皮肤改变的情况不同,取决于治疗的部位、放疗剂量和个体的皮肤敏感度,包括红斑、水肿、色素改变、毛发脱落、干性皮炎和湿性皮炎(图 1-7-1)。常规放疗的患者,红斑一般出现在放疗的 2~3 周,表现为皮肤瘙痒,斑片状皮肤发红。随着治疗的进行,红斑反应愈加明显,并出现局灶性的表皮脱落,称干性皮炎。当基底层细胞不能产生足够的细胞来取代表皮细胞的脱落时,皮肤会出现水肿、水疱、糜烂、渗出,称湿性皮炎。一般

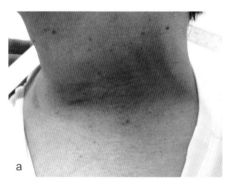
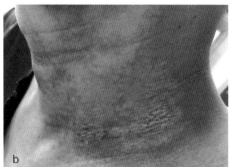
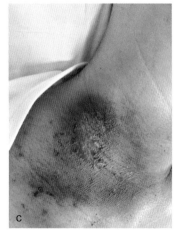
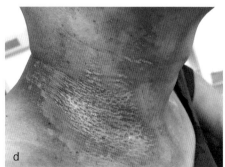

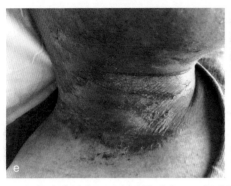
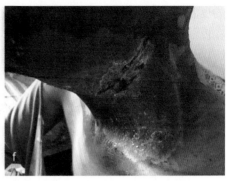

a. 1 级皮肤反应；b. 2 级皮肤反应；c. 3 级皮肤反应；d. 4 级皮肤反应；e. 明显红斑伴皮肤
皱褶处的湿性脱皮；f. 红斑色素沉着干性脱皮皱褶处湿性脱皮共存。

图 1-7-1 放射性皮炎图片

发生在放疗 4 周以后，在放疗结束后 1~2 周达高峰，持续至治疗结束 4 周左右。此期间易出现局部或全身感染，甚至导致放疗中断，影响治疗效果。

三、应对策略

（一）生活指导

1. 放疗期间应戒烟、酒。

2. 采取高蛋白、高维生素、易消化饮食，多吃新鲜蔬菜和水果，忌辛辣和刺激性食物。

3. 穿纯棉、柔软宽松的衣服，以减少局部摩擦。如乳腺癌放疗患者可选择宽松的运动胸罩，避免穿紧身或带钢圈的内衣。

4. 头部放疗患者应使用温和的洗发水，轻拍头发，洗发后自然风干或者使用吹风机凉风模式吹干。避免使用凝胶、摩丝和发胶。

5. 如果需要剃须，用电动剃须刀。

6. 沐浴时采用淋浴，治疗区皮肤不能摩擦揉搓，以免加重皮肤损伤。

7. 外出打遮阳伞或戴帽子避免阳光照射，可使用防晒霜。

8. 参加运动（如游泳），离开泳池后及时用清水冲洗，以减少泳池里的消毒剂对治疗区皮肤的刺激。

（二）皮肤护理

1. 在放疗期间及放疗结束后 2~4 周，需要保护治疗区皮肤免受刺激和摩擦。

2. 治疗期间保持治疗区皮肤清洁，尤其是褶皱区域皮肤。可用温和的肥皂清洁，推荐使用市面上标注 pH 中性或非碱性的肥皂，避免刺激性和芳香性产品。清洁后用温水清洗，轻拍皮肤使其干燥。

3. 每日放疗后及治疗间歇期建议使用皮肤保湿剂,可使用无香型、不含羊毛脂的水基保湿剂,避免使用氧化锌乳膏或含铝盐的香体剂。也可遵医嘱使用医用射线防护剂。

4. 治疗区皮肤禁忌冷敷和热敷,以免加重皮肤反应。

5. 避免搔抓治疗区皮肤,如表面有脱屑者不能强行撕扯,应让其自行脱落,以免加重皮肤损伤。

6. 如果皮肤出现红肿、瘙痒、疼痛,特别是皮肤剥落、潮湿和疼痛,应及时就诊,在专业人员指导下正确使用药物和敷料。

7. 治疗区如果需要使用敷料,应使用网状弹性绷带固定,避免使用胶布。

加 油 站

放射性皮炎的严重程度可通过多种分级系统评估,最常用的是美国国立癌症研究所(National Cancer Institute,NCI),常见不良事件评价标准(common terminology criteria for adverse events,CTCAE)中的损伤、中毒和操作并发症部分,以及美国肿瘤放射治疗协作组(Radiation Therapy Oncology Group,RTOG)/欧洲癌症研究和治疗组织(European Organisation for Research and Treatment of Cancer,EORTC)毒性评分系统。RTOG/EORTC 遵循的分级标准与 NCI CTCAE 相同,如表 1-7-1。可能引起/加重放射性皮炎的因素,如表 1-7-2。

表 1-7-1　放射性皮炎 NCI CTCAE 分级标准

分级	表现
1 级	轻微红斑,伴干性脱皮。轻度皮炎的特征为按压后变白的轻度红斑或干性脱皮。症状通常在治疗开始数日至数周后发生,并可在 1 个月内消退,瘙痒、脱毛及出汗减少是常见的伴发症状
2 级	中度皮炎的特征是中度至急剧发红以及斑点状湿性脱皮(大多局限于皮肤皱襞和皱褶处),可能伴有中度水肿。湿性脱皮表现为表皮坏死、纤维蛋白性渗出物,且常有剧烈疼痛
3 级	存在非皮褶部位的融合性湿性脱皮,发生创伤时可能出血
4 级	其特征是全层皮肤坏死或真皮全层溃疡,受累部位可出现自发性出血。可能需要进行皮肤移植,可出现危及生命的后果
5 级	单纯的皮炎在极其罕见的情况下可导致死亡

表 1-7-2　与放射性皮炎发生的相关危险因素

危险因素	描述
患者相关因素	1. 高龄患者及女性发生的风险更高
	2. 身体部位　不同身体部位对放射线的敏感性不同,最敏感的区域为颈前区、四肢、胸部、腹部和面部,头皮毛囊和乳腺组织也对放射线敏感。乳房重塑和植入假体也会增加重度放射性皮炎的风险
	3. 生活方式　肥胖、营养状况不良、长期日晒和吸烟可能会升高放射性皮炎的风险
	4. 合并症　患糖尿病、肾功能衰竭患者发生风险更高
治疗相关因素	1. 放疗的剂量和方案　放射总剂量、分割剂量及受照体积和表面积均会影响放射性皮炎的风险
	2. 放疗期间同时联合化疗、靶向治疗或免疫治疗、放疗期间应用放射增敏药物(如注射用甘氨双唑钠),会导致放射性皮炎发生风险增加

划　重　点

　　放射性皮炎是肿瘤放疗患者常见的不良反应。每个人反应发生的时间和程度不同,与放疗的剂量、方案及个体的敏感性相关。在放疗期间及放疗结束后 2~4 周内,应落实日常生活指导,保护治疗区皮肤免受刺激和摩擦,发现异常情况及时就诊,有助于减轻放射性皮炎反应发生程度及其对治疗的影响,提高患者生活质量。

　　为了便于记忆,可记住如下照护口诀。

　　　　　　　　放射性皮炎不可怕,早期全程预防它。

　　　　　　　　清洁暴露避摩擦,每日细心勤观察。

　　　　　　　　饮食均衡需全面,顺顺利利战胜它。

试　试　手

思考题

　　1. 哪些人群更易发生放射性皮炎?

　　2. 日常生活中应该如何保护放射野皮肤?

(张亚茹)

第八单元
皮肤反应居家护养

刘阿姨,55岁,诊断为右侧乳腺癌,手术后医生给予多柔比星脂质体化疗。出院后病情稳定,手掌、足底出现感觉迟钝、刺痛、红斑、色素沉着,腋窝、颈部、会阴处皮肤褶皱部位也出现红斑,医生诊断为手足综合征。那么,刘阿姨居家期间该如何进行皮肤的自我护养呢?

一、家庭照护面临的问题

被照护者出院后处于居家状态,日常生活可自理,但由于手脚感觉迟钝、刺痛,会影响走路、做家务等,部分生活需要他人帮助;同时皮肤反应的表现还会随着化疗次数和化疗药物剂量的增加而加重,被照护者还需要注意观察自身症状,如果症状加重,应能够识别,并及时联系医生。

二、家庭照护应掌握的技能

1. 照护者和被照护者能够识别皮肤反应症状及其程度,如果症状加重能够联系医护人员处理。
2. 照护者和被照护者能够运用生活中的小技巧保护皮肤。

跟 我 学

一、哪些原因会导致皮肤反应

多种化疗和生物制剂会引起不良皮肤反应。皮肤反应程度从轻到重不等,并且会对生活质量、身体功能和心理健康产生负面影响。靶向治疗,特别是表皮生长因子受体抑制剂使用的增加,会导致皮肤反应发生率增高。接受过以上治疗的患者,49%~100%曾出现过某些类型的皮肤毒性反应。

二、皮肤反应的主要类型

肿瘤治疗可能导致多种类型的皮肤反应,主要集中在皮疹、手足综合征、干燥症、瘙痒症和甲沟炎等。

(一)皮疹

皮疹是最常见的皮肤反应。多见于接受化疗药物、靶向药物及免疫治疗药物者。常见药物有吉西他滨、吉非替尼、厄洛替尼、拉帕替尼、西妥昔单抗、帕博利珠单抗、信迪利单抗、特瑞普利单抗等。皮疹也可能由药物过敏引起,一些药物的过敏反应也可表现为突然出现的皮肤瘙痒、荨麻疹。

(二)手足综合征

手足综合征亦称"掌趾红肿"或"肢端红斑",是最严重的皮肤反应。初期表现为手掌和脚底轻度的发红和不适,逐渐发展成为灼烧性的疼痛和压痛、肿胀、脱皮、严重的外皮结痂、溃疡和表皮坏死。卡培他滨(希罗达)、氟尿嘧啶、脂质体阿霉素和多西他赛都可以导致掌趾红肿或肢端红斑。

(三)干燥症

干燥症表现为皮肤异常干燥,薄而易剥脱,呈灰暗色,与使用化疗药物和表皮生长因子抑制剂有关。皮肤干燥可能会导致手足皮肤出现疼痛、皲裂。

(四)瘙痒症

瘙痒症可导致非常强烈的痒感,且常伴有皮疹和干燥症。

(五)甲沟炎

甲沟炎是指(趾)甲周围皮肤组织的炎性反应,使用过表皮生长因子抑制剂的患者指甲都有可能受损,导致严重的疼痛和活动限制。

(六)其他

一些免疫药物可能会造成大疱性皮炎、中毒性表皮坏死松解症,需要警惕。

三、应对策略

(一)每日观察、对症处理

1. 每日观察皮肤,针对皮肤反应,按照医生、护士的建议采用干预措施,如涂抹抗菌类、激素类、止痒类药膏。

2. 发生任何皮肤或指甲变化,要立即告知医护人员,从而得到及时处理。

3. 根据医嘱使用局部药膏或口服药物,症状加重应与医生沟通或到皮肤科就诊。

（二）修剪指（趾）甲、局部保护

1. 修剪指（趾）甲，长短合适，保持光滑，不撕倒刺。

2. 正确处理甲沟炎，可将指（趾）甲浸泡在稀释后的白醋中。

3. 甲沟炎患者可根据医嘱每天进行抗菌药浴。

4. 穿鞋时避免压迫指（趾）甲，在家时可穿拖鞋，坐躺时可将手脚抬高。

（三）温和清洁、合理保湿

1. 避免经常洗手、淋浴和泡浴，洗澡水温不可过高（≤40℃）；手法轻柔，避免用力揉搓；浴后用柔软毛巾轻轻擦干皮肤，全身涂抹温和的润肤剂。使用温和的沐浴液或沐浴油。

2. 注意使用透气性、低致敏性、不含酒精的润肤剂，如白凡士林、尿素软膏。

3. 避免可能导致皮肤干燥的活动和制剂，包括避免使用含酒精或香料的乳液；避免使用速干手消毒液；避免接触刺激物，如洗衣剂或消毒剂。

（四）避免创伤、防止晒伤

1. 穿大小合适的袜子、鞋，避免磨损，每日足部清洁后涂抹润肤乳。

2. 避免接触极端温度，如过热或过冷物体。做清洁、端热水或热汤时戴手套。

3. 皮肤皲裂时，使用医用级别的氰基丙烯酸胶（一种医用黏合胶）。

4. 避免暴露在紫外线中，尽量减少阳光照射，可穿长衣长裤，戴帽子，或涂抗紫外线 A 和 B 射线的防晒霜；避免正午时段（11：00~15：00）外出。

5. 避免接触有害化学品，避免使用创可贴或其他胶带。

6. 使用剃须刀或剃毛器应谨慎，避免损伤局部皮肤。

（五）饮食清淡、起居照护

1. 房间温度、湿度适宜，避免温度过高。

2. 穿宽松、柔软、棉质衣服，勤换洗、晾晒衣服和被子。

3. 饮食清淡、易消化、高营养为宜，适当增加花生、大豆等维生素 B 族丰富的食物，禁忌辛辣刺激食物，戒烟戒酒，每日饮水 2 500 毫升，促进排尿，保持二便通畅。

加　油　站

手足综合征是皮肤反应中最严重的反应，通常发生于用药后 2~3 个周期，多数人反应较轻，不影响继续用药，但有部分人可发生严重反应，照护者可以借助客观评估工具评估皮肤状况（表 1-8-1），及时发现皮肤反应是否加重，如果出现3级和4级皮肤反应,需要及时与医护沟通,进行治疗。

表 1-8-1 手足综合征评估表

分级	临床表现
1级	手足感觉迟钝、异常,有麻刺感,可见红斑
2级	持物或行走时不适,无痛性肿胀或红斑,还可出现红肿
3级	掌和跖部有痛性红斑和肿胀,甲周有红斑和肿胀,可见皮肤皲裂
4级	脱屑、溃疡、水泡、剧烈疼痛

划 重 点

皮肤反应是肿瘤治疗过程常见的不良反应之一,大多数情况下不会影响治疗方案,但会对生活造成一定影响。为了更好地保护皮肤、提高生活质量,同时早期发现皮肤反应是否加重,本单元重点描述了引起皮肤反应的原因,常见的皮肤反应类型及表现,日常皮肤的护养方法和手足综合征的分期。重点在于日常皮肤保护,在最大程度保障治疗方案顺利进行的同时提高生活质量。

为了方便记忆,可记住如下照护口诀。

皮肤反应种类多,分清类型来处理。
每日观察指甲短,温和清洁重保湿。
创伤晒伤要远离,饮食起居多注意。
皮肤舒适靠护养,治疗方案顺利行。

试 试 手

思考题

1. 皮肤的日常清洁和保湿应该如何做?
2. 如何避免皮肤受到创伤和晒伤?

(王 效 李 阳 朱云霞)

第九单元
疼痛居家护养

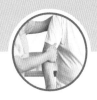

小 案 例

王奶奶,65 岁,肠癌肝转移,主要照顾者是女儿,入院时右上腹钝疼,数字疼痛强度评估:5~6 分,最痛时可达 9 分,医生开具奥施康定(盐酸羟考酮缓释片)10 毫克,每 12 小时口服一次,出现爆发痛时口服羟考酮胶囊 5 毫克,基础痛控制在 2~3 分,未出现爆发痛,轻度头晕恶心,行奥沙利铂加卡培他滨化疗后出院。出院时,医生开具了 14 天药量的奥施康定(盐酸羟考酮缓释片)及羟考酮胶囊,出院后病情稳定,疼痛强度评估:2~3 分,王奶奶和女儿看到奥施康定的说明书,担心出现药物副反应,长期服用成瘾耐药,又感觉现在疼痛可忍受,遂想停服止痛药。作为护士应该怎么消除王奶奶及女儿的顾虑呢? 服用止痛药居家期间应注意些什么?

一、家庭照护面临的问题

被照护者首次服用阿片类止痛药可出现头晕,有跌倒风险,需要他人帮助。服用止痛药后止痛效果很好,但被照顾者和照顾者均对药物副反应和成瘾耐药方面有顾虑,需要照顾者转变理念,认识到控制疼痛的重要性,同时对阿片类止痛药的不良反应有正确的认识,才能引导被照顾者减轻顾虑。在规律服用止痛药的同时密切关注不良反应及止痛效果。如果疼痛性质或者部位发生有改变,或者出现严重的恶心、呕吐、意识错乱等症状,应及时联系医生。

二、家庭照护应掌握的技能

1. 照顾者和被照顾者能够识别数字疼痛强度评估量表(numerical rating scale,NRS),以及基础痛和爆发痛的基本概念。

2. 照顾者和被照顾者熟悉止痛药物的副反应以及如何应对。

3. 照顾者及被照顾者掌握止痛药物正确的服用方法,消除顾虑规律服用,以及出现哪些症状应及时就医。

跟 我 学

一、和疼痛相关的概念

1. 疼痛　目前被广泛应用和公认的是国际疼痛协会(International Association for the Study of Pain,IASP)给出的疼痛定义:疼痛是伴随现有的或潜在的组织损伤引起或与损伤有关的感觉和情绪上不愉快的体验。

2. 基础痛　指过去 24 小时大多数时间的疼痛强度。

3. 爆发痛　指在持续存在且稳定的基础疼痛之外出现的疼痛骤然加剧的现象,通常突然发生,疼痛剧烈,不可预知。

二、疼痛的评估原则

疼痛是一种个人的主观感受,因此疼痛的评估应以患者的主诉为依据。

三、疼痛的自我评估

常用的单维度疼痛评估量表——数字疼痛评估量表(numerical rating scale,NRS):是由 0~10 等分标出的线性标识,"0"代表无痛,随着数字增加疼痛强度随之增加,"10"表示最剧烈疼痛,请患者依据自己的疼痛指出最能代表当前感受的疼痛强度(图 1-9-1)。

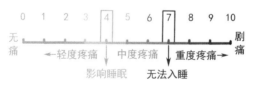

图 1-9-1　数字疼痛评估量表(NRS)

四、癌痛药物的治疗原则

1. 按阶梯给药　根据患者的疼痛程度给予相应强度的镇痛药。NRS1~3分的疼痛选用非甾体抗炎药或对乙酰氨基酚等药物,如布洛芬、吲哚美辛、塞来昔布等,但这些药物有"天花板效应",即达到一定剂量后再增加剂量疗效不提高,而不良反应增加,所以服用这类药物一定要按医嘱服用,如果疗效不好也不能私自加量,应选用疗效更好的阿片类药物。

2. 口服给药 是癌痛治疗的首选途径,如无法口服,可使用透皮贴剂给药、直肠给药、皮下注射给药等其他给药途径。

3. 按时给药 镇痛药应按照一定的时间间隔服用,以维持有效的血药浓度,从而保证患者的疼痛得到持续缓解。

4. 个体化给药 按照患者的病情、疼痛的性质、强度、对生活质量的影响,对药物的耐受性,制订个体化的给药方案。能够让患者的疼痛得到缓解,同时不良反应最低剂量就是最佳剂量。

五、止痛药物常见的不良反应及应对策略

(一) 非阿片类药物的不良反应及处理

非阿片类药物的不良反应主要指对乙酰氨基酚和非甾体类抗炎药,长期服用可引起消化不良、胃灼热、恶心、腹胀、腹泻及消化性溃疡、出血、肾毒性、心脏毒性等。口服药物期间,如有不适及时就诊,如无不适也应每 3 个月查一次,包括尿素氮、肌酐、肝功能、血常规、粪便潜血,以保证用药安全。

(二) 阿片类止痛药常见的不良反应及处理

1. 便秘 不仅出现在用药初期,还会持续存在于使用阿片类药物的整个过程中。自我护理:多喝水,多进食富含纤维素的食物,如芹菜、胡萝卜、青菜、五谷、豆类、梨、柑橘、苹果、桃子、西瓜等,按时服用缓泻药来预防便秘。

2. 恶心、呕吐 一般发生在用药初期,症状多在 4~7 天内缓解。自我护理:在用药第一周内,可口服胃复安等止吐药物来预防,如恶心、呕吐持续一周以上应及时就医排除其他原因所致。

3. 镇静 在初次使用阿片类药物或明显增加药物剂量时,患者可能会出现思睡或嗜睡的不良反应,一般数日后可自行消失。预防:初次使用阿片类止痛药剂量不宜过高,止痛效果不好时,应遵医嘱进行剂量调整。

六、服用止痛药物的自我护理

1. 奥施康定为缓控释制剂,应整片服用,不要嚼服或掰开服用,以免影响疗效。

2. 如果 24 小时基础疼痛强度 NRS 评分大于 3 分,或爆发痛次数大于 3 次,或止痛药作用时间缩短,可在医生指导下增加药物剂量。

3. 如某些活动可能会引发突然疼痛,可以在疼痛发作前服用即释止痛药物预防,如羟考酮胶囊。

4. 服用阿片类止痛药物期间应遵医嘱按时服用缓泻剂,预防便秘。

加　油　站

1. 癌性疼痛是一种慢性疼痛,需要长期治疗,可记录自己的疼痛情况、治疗效果及药物不良反应,为医生调整止痛药物种类及剂量提供依据。

2. 可使用放松、深呼吸、按摩、回忆愉快经历、保证充足睡眠等方法来提高疼痛的耐受性。

3. 很多人担心服用阿片类药物会成瘾,事实上,药物的成瘾性也叫精神依赖性,是指为了得到精神上的快感而不择手段地获取并使用药物的行为。而癌性疼痛患者用药的目的是缓解疼痛,而不是追求精神上的快感,规范使用镇痛药物成瘾率低于万分之四。

4. 有人担心停药后会出现戒断症状,戒断症状也叫生理依赖性,指的是长期大剂量服用阿片类止疼药,一旦停药出现焦虑、易怒、寒战、出汗、流涕、恶心、呕吐、腹痛等。不要担心停药会出现这些症状,因为当病因解除后,医生会根据疼痛缓解的情况,按照阿片类药物规范化的撤药方案来减量乃至停药,戒断症状不会出现。

5. 还有人担心止疼药物吃的时间长了就不管用了。事实上,阿片类止疼药物没有"天花板效应",即镇痛作用没有顶限,只要加量,镇痛作用就随之增加。

6. 如出现以下情况应及时就诊。新出现的疼痛或疼痛性质发生了变化,现有的药物不能有效缓解疼痛,严重的恶心、呕吐、3 天未排便或排便困难,深度睡眠不易被唤醒,意识错乱。

划　重　点

癌痛是肿瘤患者常见症状之一,严重影响患者的生活质量。引起肿瘤患者疼痛的原因有很多,约 70% 的疼痛与肿瘤压迫、浸润有关;约 20% 的疼痛由相关治疗或检查引起,如手术、介入、骨髓穿刺等;约 10% 的疼痛由感染、病理性骨折等并发症引起。癌性疼痛需要综合的、规范化的治疗方法,主要包括抗肿瘤治疗、止痛药物治疗及非药物措施。忍痛有害而无益,应该消除思想顾虑,遵医嘱规范化地服用止痛药物及预防不良反应的药物。

为了方便记忆,可记住如下照护口诀。

癌痛评估很重要,自我描述是主要。

缓释制剂按时服,即释制剂疼时服。

初次服用反应多,坚持 7 天可消除。

便秘反应最常见,通便药物规律用。

治疗疼痛不成瘾,耐药以后可加量。

疼痛日记可建立,求医问药是指导。

家属患者齐努力,您的舒适是第一。

试 试 手

思考题

1. 阿片类止痛药物导致的便秘怎么预防和处理?

2. 服用阿片类止痛药会成瘾吗?

（国仁秀）

第十单元
睡眠障碍居家护养

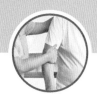

小 案 例

何爷爷,75岁,诊断为左侧肺癌、高血压,治疗后病情稳定出院,但晚上老是睡不好,经常早上三、四点就醒了。医生给他开了催眠药,可是何爷爷又听别人说催眠药副作用大,不知道该不该吃,因此需要睡眠帮助。该如何照护何爷爷呢?

一、家庭照护面临的问题

被照护者处于居家状态,有多重用药情况,而且对催眠药知识掌握不全,需要进行指导。

二、家庭照护应掌握的技能

1. 被照护者能够养成良好的睡眠习惯,形成正确的睡眠认知。
2. 被照护者掌握服用药物的时间及注意事项。

跟 我 学

一、什么是睡眠障碍

依据国际疾病分类第10版(international classification of diseases,10th Edition,ICD-10)精神与行为障碍分类,针对编码为F51.0的非器质性失眠症诊断标准为:主诉或是入睡困难,或是难以维持睡眠、或是睡眠质量差;睡眠紊乱每周至少发生3次并持续1个月以上;日夜专注于失眠,过分担心失眠的后果;睡眠量和/或质的不满意引起了明显的苦恼或影响了社会及职业功能。

二、安全提示

1. 被照护者使用催眠药、降压药会增加跌倒的风险,因此,服药后应减少活动,及时卧床休息,多药合用必须错时至少30分钟再服。照护者应加强对跌倒或坠床预防。

2. 被照护者服药期间,如果出现共济失调、意识障碍、幻觉、呼吸不畅时,应立即停药,尽快找医生处理。

三、睡眠障碍评估及干预

(一) 睡眠评估

记录1~2周的睡眠日记,供医生评估用(表1-10-1)。

表1-10-1 睡眠日记表(早晨起床后记录)

姓名: 　　　　　　　　　　　　　　　　　日期: 　年　月　日

问题	星期一	星期二	星期三	星期四	星期五	星期六	星期日
1. 上床时间							
2. 入睡所花时间(熄灯后)							
3. 夜间苏醒次数							
4. 苏醒时间							
5. 早晨起床时间							
6. 总睡眠时间(夜间)							
7. 总苏醒时间(夜间)							
8. 打盹时间(任意时候)							
9. 助眠药物(时间和剂量)							
10. 乙醇(时间和剂量)							
11. 昨夜睡眠如何*							
12. 早晨有多疲劳*							

* 问题11:1~5分为很好~很差;问题12:1~5分为不疲劳~非常疲劳。

（二）睡眠障碍非药物干预方法

在建立良好睡眠习惯的基础上,采用其他非药物干预方法。

1. 养成良好的睡眠习惯(图 1-10-1)

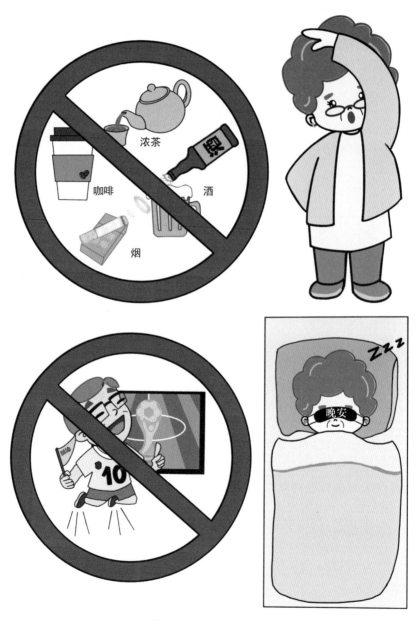

浓茶

咖啡　　　　酒

烟

图 1-10-1　睡眠卫生

(1)避免睡前 4~6 小时内喝咖啡、浓茶和可乐,不吸烟、不饮酒。

(2)每日规律进行适度的体育锻炼,但睡前 3~4 小时内避免剧烈运动。

(3)睡前不宜暴饮暴食或进食不易消化的食物。

(4)睡前 1 小时内避免打游戏或观看让人兴奋的书和影视节目。

(5)睡前保证卧室安静、舒适,保持适宜的光线及温度,太吵或太亮可以使用耳塞、眼罩,播放能使人心情愉悦、放松和促进睡眠的音乐。

(6)保持规律的作息时间。

2. 放松训练

肌肉放松训练:坐位或仰卧位,轻闭双眼,先缓慢深呼吸,再由上至下,语言引导被照护者进行相应部位肌肉收缩(维持 10 秒)和放松(维持 10 秒)训练,停顿 10 秒,如此循环,具体步骤扫描二维码观看。

3. 刺激控制

(1)有睡意时才上床。

(2)如果卧床 20 分钟不能入睡,起床离开卧室,可从事一些简单的活动,有睡意时再返回卧室睡觉。

肌肉放松
训练

(3)不要在床上做与睡眠无关的活动,如进食、看电视、看书、看手机及思考复杂问题等。

4. 睡眠限制

(1)减少卧床时间,使其和实际睡眠时间相符,在睡眠效率维持85% 以上至少 1 周的情况下,可增加 15~20 分钟的卧床时间。

(2)睡眠效率低于 80% 时,应减少 15~20 分钟的卧床时间。

(3)睡眠效率在 80%~85%,应保持卧床时间不变。

(4)可以有不超过半小时的规律的午睡,并保持规律的起床时间。

5. 认知干预

(1)鼓励被照护者保持合理的睡眠期望,不要把所有的问题都归结于失眠。

(2)保持自然入睡,不强行要求自己入睡。

(3)避免过分关注睡眠,不要因为一晚没睡好就产生挫败感,培养对失眠影响的耐受性。

6. 物理干预

(1)按摩:睡前按摩百会穴、劳宫穴、涌泉穴(图 1-10-2),能使神经得到安定,身心舒畅,从而更好入睡。

(2)芳香疗法:睡前可以进行芳香疗法、精油按摩。

(三)睡眠障碍药物干预方法

催眠药物应根据睡眠需求,"按需"每晚睡前服用 1 次。

百会穴位于人体的头部，头顶正中心，可以通过两种方法定位。

两耳角直上连线中点；或以两眉头中间向上一横指起，直到后发际正中点。

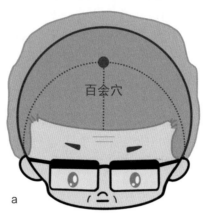

a

涌泉穴位于足底部，蜷足时前部凹陷处，约足底第2、3趾趾缝纹头端与足跟连线的前1/3与后2/3交点上。

劳宫穴位于手掌心，第2、3掌骨之间偏于第3掌骨。握拳屈指时中指尖处。

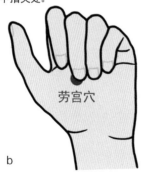

b

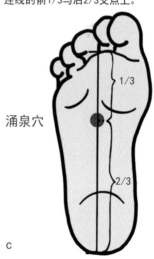

c

图1-10-2　促进睡眠穴位

"按需"的标准

1. 觉得当晚会入睡困难，可于上床睡觉前5~10分钟服用。

2. 如果有睡眠需求，且上床后30分钟仍不能入睡时，可立即服用。

3. 夜间醒来无法再次入睡，且距平时起床时间早于5小时，可以服用。

4. 根据第二天活动的需求，可于睡前服用。

5. 如需长期服用催眠药,剂量应严遵医嘱,从小剂量开始,不能随意增加剂量或次数。

6. 咨询医生联合中药治疗,酸枣仁、分心木口服、中药足浴等。

7. 当感觉能够自我控制睡眠时,咨询医生后可考虑逐渐停药。

(四) 睡眠障碍药物干预注意事项

1. 预防跌倒。

2. 多药合用的注意事项　应掌握所服多种药物的作用,避免相互影响。

(1)多种药物应错时服用,防止不良反应累积。

(2)镇痛、催眠、抗抑郁等药物合用时,呼吸抑制的作用会加强。

(3)与酒、感冒药、镇痛药、利尿药、抗抑郁药合用时,可增加催眠药的效果,应调整用量。

(4)与西咪替丁、普萘洛尔合用,催眠药作用时间延长。

(5)催眠药与治疗帕金森病的药物合用时,会降低后者的疗效。

加　油　站

比较严重的睡眠障碍患者,需要保持良好的睡眠习惯,对于习惯性睡眠不足且白天疲劳或睡不醒的患者,建议考虑咨询睡眠专家或睡眠认知行为治疗师。通过家庭护养或治疗,来测测效果吧!

睡眠状况自评量表

指导语:此量表有 10 个题目,请仔细阅读,然后根据您"近 1 个月内"实际情况,先在最适合您状况的答案序号上打"√"。

1. 您觉得平时睡眠足够吗?

①睡眠过多了 ②睡眠正好 ③睡眠欠一些 ④睡眠不够 ⑤睡眠时间远远不够

2. 您在睡眠后是否已觉得充分休息过了?

①觉得充分休息过了 ②觉得休息过了 ③觉得休息了一点 ④不觉得休息过了 ⑤觉得一点儿也没休息

3. 您晚上已睡过觉,白天是否打瞌睡?

①0~5 天 ②很少(6~12 天) ③有时(13~18 天) ④经常(19~24 天) ⑤总是(25~31 天)

4. 您平均每个晚上大约能睡几小时?

①≥9 小时 ②7~8 小时 ③5~6 小时 ④3~4 小时 ⑤1~2 小时

5. 您是否有入睡困难?

①0~5 天 ②很少(6~12 天) ③有时(13~18 天) ④经常(19~24 天) ⑤总是(25~31 天)

6. 您入睡后中间是否易醒?

①0~5 天 ②很少(6~12 天) ③有时(13~18 天) ④经常(19~24 天) ⑤总是(25~31 天)

7. 您在醒后是否难以再入睡?

①0~5 天 ②很少(6~12 天) ③有时(13~18 天) ④经常(19~24 天) ⑤总是(25~31 天)

8. 您是否多梦或常被噩梦惊醒?

①0~5 天 ②很少(6~12 天) ③有时(13~18 天) ④经常(19~24 天) ⑤总是(25~31 天)

9. 为了睡眠,您是否吃安眠药?

①0~5 天 ②很少(6~12 天) ③有时(13~18 天) ④经常(19~24 天) ⑤总是(25~31 天)

10. 您失眠后心情(心境)如何?

①无不适 ②无所谓 ③有时心烦、急躁 ④心慌、气短 ⑤乏力、没精神、做事效率低

评分标准:①~⑤分别为 1~5 分;把 10 个项目中的各项分数相加,得到总分,范围为 10~50 分。总分愈低,说明睡眠问题愈少;总分愈高,说明问题愈重、愈多。

划　重　点

保持良好的睡眠是身体健康的前提,本单元着重介绍了睡眠障碍的非药物干预方法及药物干预的注意事项。

为了方便记忆,可记住如下照护口诀。

睡眠不好别紧张,良好习惯来培养。

饮食清淡少刺激,规律锻炼要适当。

房间安静光线暗,日间小睡别超量。

多药合用要注意,居家护养来导航!

试 试 手

思考题

1. 要保证良好的睡眠,睡前不能干什么?
2. 服用催眠药的注意事项有哪些?

（杨志华　樊利妮　谢 娟）

第十一单元
疲乏居家护养

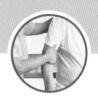

小　案　例

任叔叔,56岁,诊断为扁桃体癌,目前完成同步放疗和化疗后半个月,在居家休息期间,觉得浑身无力,总想躺着,但又睡不着;想看看手机吧,困乏得都不想睁眼睛,甚至腿在床上挪一挪的力气都没有。任叔叔这是怎么了?该如何在日常生活中进行照护呢?

一、家庭照护面临的问题

被照护者出院后处于居家状态,但是由于全身无力,活动困难,不能完成之前胜任的日常活动,有时候还表现出情绪不好,容易激惹。而这种困乏不能通过短暂休息缓解,严重影响其原有的生活节奏。如果这种疲乏症状持续时间长或加重,需要及时联系医生。另外,因疲乏无力,被照护者长期卧床容易引发深静脉血栓。在如厕等活动时容易发生跌倒,这些都需要照护者的帮助。

二、家庭照护应掌握的技能

1. 学会识别癌因性疲乏相关症状并评估严重程度。
2. 照护者和被照护者熟悉预防深静脉血栓和防跌倒的方法。
3. 照护者和被照护者能够应用缓解癌因性疲乏的居家照护小技能。

跟　我　学

一、什么是癌因性疲乏

癌因性疲乏又称"癌症相关性疲劳",是与癌症或癌症治疗相关的、令人烦恼的、持续的、躯体的、情感和 / 或认知疲劳或疲惫的主观感觉，与最近的活动不成比例，干扰正常功能。这种疲乏与个体因素、癌症本身、治疗方式、心理因素等有关，正确识别并采取有效措施能够缓解和减轻疲乏症状。

二、身体出现哪些变化提示有癌因性疲乏

在过去 1 个月里，感到明显疲乏、无力，持续时间至少 2 周以上，出现与近期活动不成比例的休息增多，同时伴有以下 5 个或 5 个以上的症状。

1. 全身无力或肢体沉重。
2. 不能集中注意力。
3. 缺乏激情、情绪低落、兴趣减退。
4. 失眠或嗜睡。
5. 睡眠后感到精力仍未恢复。
6. 活动困难。
7. 存在情绪反应，如悲伤、挫折感或易激惹。
8. 不能完成原本能胜任的日常活动。
9. 短期记忆减退。
10. 疲乏症状持续数小时不能缓解。

三、安全提示

1. 下床活动或如厕时，有人在旁，预防跌倒。
2. 长期卧床不愿意活动，应协助进行被动运动，预防下肢深静脉血栓。

四、应对策略

(一) 规律作息，学会省力
1. 敢于面对癌因性疲乏的真实存在，能够正确面对，保持良好心态。
2. 保证每晚至少 8 小时的睡眠时间，白天小睡时间小于 1 小时。
3. 因疲乏，对日常生活或工作力不从心，可以适当减轻工作 (劳动) 强度，或者选择休息；下床活动时应起卧缓慢，必要时邀请照护者协助被照护者下床，避免跌倒。
4. 如果日常生活，如打扫卫生、洗衣做饭等受到影响，可以邀请照护者或朋友帮助，个人量力而行。
5. 学会借助省力的工具 (如使用助行器)，淋浴后穿浴袍，将常用物品放置在随手可及的地方。
6. 合理安排每日的活动及工作计划。重要的事情选择在精力相对充沛的时间完成。

（二）坚持锻炼，促进康复

1. 记录每日疲乏状况，制订适合自己的运动计划，应从低强度和较短的持续时间开始，循序渐进，并随着病情变化进行修改。

2. 可以进行如散步、瑜伽、打太极等有氧运动，能够缓解疲乏，运动时间根据自身疲乏评估严重程度来确定，一般建议 20~60 分钟，每周 3~5 次。

3. 如果体力允许情况下，除有氧运动外，还可进行抗阻力运动（如俯卧撑、仰卧起坐、深蹲、引体向上、阻力带训练等），每周进行 2 次，每次 2~3 组，每组 10~15 次。

4. 因疲乏导致无法实施运动计划，需要长时间卧床时，照护者可对被照护者进行被动运动，避免深静脉血栓发生，具体步骤扫描二维码观看。

预防深静脉血栓被动运动

5. 一些疾病因素，如广泛性骨转移、重度血小板减少、活动性感染等，在运动后易导致伤害，建议咨询医生后进行。

（三）均衡营养，保障需求

1. 评估个人进食状况，优化饮食，少量多餐。摄入高热量、高蛋白、高维生素、易消化的食物，适当补充蔬菜、瓜果，尽可能做到均衡饮食。

2. 每日饮用足够水分，可以通过喝汤类、茶水、白开水等方式补充，1 500~2 000 毫升水可满足基本生理需求。

3. 因腹泻、恶性、呕吐等原因出现进食减少或者体重下降时，应及时就医，进行营养支持咨询和治疗，必要时请营养师制订个体化饮食营养计划。

（四）积极调整，缓解情绪

1. 评估被照护者是否合并焦虑、抑郁等不良情绪，因为不良情绪也会导致癌因性疲乏的发生。

2. 如果被照护者存在不良情绪，可以尝试通过肌肉放松、冥想、正念等方式来缓解情绪。必要时可寻求专业心理医生的帮助，在改善情绪的同时，也可有效缓解疲乏。

加 油 站

癌因性疲乏由多因素相互作用所致，如年龄、性别、癌症本身、癌症治疗方式及其相关并发症和心理因素等。有研究显示，65%~100% 接受化疗的患者、82%~96% 接受放疗的患者和 70%~100% 接受干扰素治疗的患者会经历癌因性疲乏，癌因性疲乏与癌症治疗相关不良反应，如恶心、呕吐、食欲减退、便秘、腹泻、疼痛等有关。如果不能正确评估和有效管理癌因性疲乏,将严重影响被照护者的生活质量。因此,照护者或被照护者首先需要掌握癌因性疲乏严重程度评估方法。

癌因性疲乏筛查方法可采用 0~10 数字等级评分尺(0 分:没有疲乏;10 分:能想象的最疲乏)。1~3 分为轻度疲乏,不影响工作和生活;4~6 分为中度疲乏,影响工作,不影响生活;7~10 分为重度疲乏,影响工作及生活。当评分大于等于 4 分时应及时就医(图 1-11-1)。

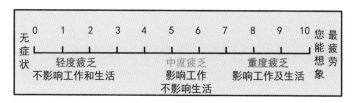

图 1-11-1　癌因性疲乏筛查评分尺

划　重　点

癌因性疲乏贯穿于癌症发生、发展、治疗和预后全过程,每个人的表现和严重程度都不尽相同,需要照护者和被照护者正确识别,掌握自我管理方法,根据个人情况采取正确措施,有效缓解癌因性疲乏,避免深静脉血栓、跌倒等不良事件发生,早期回归正常生活节奏。

为了方便记忆,可记住如下照护口诀。

这种疲乏很独特,让人变懒且不说。
铺天盖地挥不去,要想早点变勤快。
正确识别是首要,自我管理是关键。
保持乐观作用大,坚持锻炼不可少。
合理作息强营养,主动寻求获帮助。

试 试 手

思考题

1. 哪些症状提示出现癌因性疲乏?
2. 出现癌因性疲乏如何进行自我管理?

(谢 娟 雷双燕)

第十二单元
焦虑居家护养

小 案 例

李阿姨,50岁,诊断为结直肠癌,手术后3个月余,未行其他治疗。李阿姨自诉手术之后睡眠很差,晚上上床1小时也不能入睡,好不容易睡着后,家人有一点声音就会吵醒她,醒后又久久不能入睡。除此之外,白天情绪急躁,总是想莫名地发脾气,看什么都心烦,坐立不安,容易心慌、出汗,感觉身体哪哪都不舒服,担心自己身体还会出问题,去医院检查后又没发现异常,家人也不知如何是好。李阿姨是怎么了?家人该怎么帮她应对呢?

一、家庭照护面临的问题

被照护者完成治疗后进入康复阶段,通常对如何回归正常的生活缺少信心,或感到困惑。很多被照护者认为生了病,自己和别人就是不一样的,甚至对平常身体出现的一些小的症状都提心吊胆……在这种情况下,如何在专业人员的指导下,陪伴、鼓励被照护者,为照护者提供良好的社会支持是家庭照护者的重要任务之一。

二、家庭照护应掌握的技能

1. 被照护者和照护者能够识别由肿瘤及其相关治疗带来的情绪变化及情绪带来的躯体不适。
2. 被照护者和照护者熟悉改善情绪的方法。
3. 被照护者和照护者能够相互理解,相互支持。

跟 我 学

一、什么是焦虑

根据 2012 年《综合医院焦虑抑郁诊断和治疗的专家共识》,焦虑状态是一组症状综合征,包括躯体性焦虑、精神性焦虑以及坐立不安等运动性焦虑症状,个体有与处境不相符的情绪体验,可伴睡眠困难,属病理性,一般需要医学处理。

焦虑障碍即焦虑症,是一类疾病诊断,症状持续、痛苦,严重影响被照护者的日常功能,并导致异常行为,需要治疗。

本案例中李阿姨的焦虑主要是指焦虑状态,即严重程度达中等或以上,超出被照护者所能承受的程度或自我调整能力,对其生活和社会功能造成影响,但这种焦虑并不一定达到或符合精神障碍的具体诊断标准。

二、身体和心理情绪出现哪些变化提示有焦虑

焦虑包括躯体症状和心理症状。躯体症状表现多种多样,心血管系统方面可有心悸、心动过速或胸闷憋气;呼吸系统方面可有呼吸困难、过度通气;消化系统方面可有食欲减退、腹部绞痛、恶心、腹泻或便秘。除此之外,还可有坐立不安、出汗、头晕、震颤、易疲劳等症状。心理症状可表现为苦恼、担忧、悲伤和恐惧等负性情绪。被照护者通常警觉性增高或过于警惕,情绪不稳,可能突然哭泣或大发脾气。被照护者常常失眠、做噩梦等。

三、应对策略

(一) 正确认识疾病,了解疾病相关知识

可以寻求医务人员(如给自己治疗的医生或护士)的帮助。另外,网络上关于各种疾病的宣传很多,如果不具备分辨信息真假的能力,不建议过多浏览。

(二) 学习掌握放松的技巧

尽量养成规律的饮食及睡眠习惯,如听轻音乐,进行冥想、瑜伽、太极拳、八段锦等静功,看书,记日记等。每天冥想,做 30 分钟放松训练者可有效缓解紧张情绪。同时提倡培养兴趣爱好,适当参加社会活动。在体力允许的情况下,合理安排户外运动,慢慢回归正常生活,适应新生活。

(三) 积极改善症状

存在焦虑情况的被照护者较容易失眠。如果被照护者长时间失眠(失眠

天数超过两周),通过自我冥想、放松训练不能改善,需向专业的医务人员寻求帮助。需要注意的是,当医生建议借助药物改善睡眠时,需要正确认识服药过程,避免有过多的心理负担,遵医嘱用药,绝大多数药物在医生的指导下服用是安全有效且副作用小的。

（四）提供社会支持

照护者对被照护者的关心和支持,对改善被照护者的焦虑起着非常重要作用。照护者要学会有耐心倾听,包容和理解被照护者的情绪变化及身体不适,多陪伴。鼓励被照护者适当参加聚会,让其把注意力从疾病上转移开,回归社会。

加 油 站

焦虑是肿瘤被照护者在面对不确定感、痛苦和死亡时常见的心理反应,在肿瘤的各个阶段,如诊断、治疗开始至结束、复发、疾病进展或终末期时都可能出现。一些被照护者的焦虑会持续存在,且程度较重,导致被照护者的医疗决策效率降低,躯体症状被夸大,肿瘤治疗受到干扰,严重影响被照护者的生活质量,常与抑郁共病。

一般而言,通过焦虑症状的严重程度(表 1-12-1)来决定是否使用药物来治疗。轻度焦虑的被照护者使用支持性治疗或行为治疗已足够,但对于持续恐惧和焦虑的被照护者需要药物治疗,其疗效显著且起效较快。应用抗焦虑药时必须考虑抗焦虑药物和肿瘤治疗药物之间可能存在的相互作用。从小剂量开始服用,如果耐受好再逐渐增加剂量,可在专业的睡眠科医生或精神科医生指导下用药。

表 1-12-1　GAD—7 焦虑自评量表

说明:在过去的两周里,你生活中出现以下症状的频率有多少? 请在相应的空格处打钩。

题目	没有 (0分)	有几天 (1分)	一半以上时间 (2分)	几乎天天 (3分)
1. 感觉紧张、焦虑或急切				
2. 不能够停止或控制担忧				
3. 对各种各样的事情担忧过多				
4. 很难放松下来				

续表

题目	没有 (0分)	有几天 (1分)	一半以上时间 (2分)	几乎天天 (3分)
5. 由于不安而无法静坐				
6. 变得容易烦恼或急躁				
7. 感到似乎将有可怕的事情发生,而害怕				

注:每个条目0~3分,结果以总分计算,也就是以七个条目的分值相加,总分范围是0~21分。其中,没有焦虑:0~4分;轻度焦虑:5~9分;中度焦虑:10~14分;重度焦虑:15~21分。

划 重 点

焦虑是被照护者常见的情绪变化,通常会出现躯体症状和心理症状。大多数患者可以通过自我调整来缓解,如果焦虑持续时间长,并且伴随着躯体症状(如失眠等),需要向专业人员寻求帮助。当需要用药物调整时,应在医生的指导下进行,把副作用控制到最低。

为方便记忆,可记住如下照护口诀。

焦虑情绪很常见,身心症状有特点。
自我放松很关键,家庭支持不可少。
如果用药不担心,共同协作效果好。

试 试 手

思考题

1. 举例焦虑的身体症状和心理症状有哪些?
2. 有哪些放松方法对缓解焦虑有帮助?

(何双智)

第十三单元
抑郁居家护养

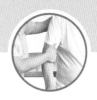

小 案 例

王爷爷,66岁,肺癌术后半年。目前病情平稳,但是家人说在王爷爷得病后的半年里像变了个人似的。王爷爷患病前特别喜欢下棋,患病后对下棋提不起兴趣,提到以前下棋的趣事也高兴不起来,情绪低落,不愿意和家人说话,也不愿意出门,食欲差,早上很早就醒来,醒后就睡不着了,与家人的沟通也很少,容易落泪,甚至有时觉得活着没意思,还连累家人,家人很担心,不知道怎么开导他。家人该如何帮助王爷爷呢?

一、家庭照护面临的问题

被照护者经历肿瘤及其相关治疗后,身体承受着痛苦,心里有对未来的不确定性,加之一些药物作用,容易产生抑郁情绪,需要照护者的陪伴和理解。被照护者和照护者掌握识别和调整情绪的方法至关重要。当患者有轻生念头时,照护者需要保证患者的安全,及时寻求专业帮助(如精神科医生)。

二、家庭照护应掌握的技能

1. 照护者和被照护者能够识别肿瘤及其相关治疗给被照护者带来的情绪变化及不明原因的躯体不适。

2. 照护者和被照护者熟悉改善情绪的技巧,如果被照护者有轻生念头,照护者要及时识别并保护其生命安全。

3. 被照护者自我调整效果不佳时需要寻求专业帮助。

跟 我 学

一、什么是抑郁

根据 2012 年《综合医院焦虑抑郁诊断和治疗的专家共识》,抑郁的定义如下:抑郁是一种负性情绪,以情绪低落为主要表现,对平时感到愉快的活动兴趣降低。一般为正常心理反应,持续时间短,多数不需要医学处理。

抑郁状态是一组症状综合征,以显著抑郁心境为主要特征,丧失兴趣或愉快感,表现有情绪、行为和躯体症状,一般为病理性,持续时间略长,需要医学处理。

抑郁障碍即抑郁症,是一类疾病诊断,由各种原因引起,以显著且持久的心境低落为主要临床特征的一类心境障碍,影响社会功能,一般需要治疗。

本单元中所用的"抑郁"主要是指抑郁状态,即严重程度达中等或以上,超出患者所能承受的程度或自我调整能力,对其生活和社会功能造成影响,但这种抑郁并不一定达到或符合精神障碍的具体诊断标准。

二、身体和心理情绪出现哪些变化提示有抑郁

心境或情绪低落、兴趣缺乏及乐趣丧失是抑郁的关键症状,抑郁状态至少包括以上 3 种症状中的 1 个或 2 个。情绪低落指患者体验到情绪低,悲伤。患者常常诉说自己心情不好,高兴不起来。在低沉、灰暗的情绪基调下,患者常会感到绝望、无助和无用。兴趣缺乏指患者对各种以前喜爱的活动缺乏兴趣,如业余爱好、体育活动等。乐趣丧失,即快感缺失,指患者无法从生活中体验到乐趣。除此之外,还可伴随有过于担心身体、委屈悲伤的想法和情绪;思维迟缓,交谈时主动言语和表达减少,工作、学习及解决问题的能力、记忆力和注意力较平时下降;常独处或独坐不语,甚至卧床不起,认为生存下去没有意义,拖累别人,产生不想活了的观念。往往在早上觉得情绪低落最严重,晚上会觉得轻松很多。

抑郁存在时,通常会伴有睡眠觉醒次数增多,早醒,食欲差,疲乏。另外,可有不明原因的躯体症状,如全身疼痛、周身不适、胃肠功能紊乱、头痛、肌肉紧张等。

三、安全提示

对于有自杀意念的被照护者,保证环境安全,防止被照护者接触到可以用

于自杀的物品,如刀、剪、绳、玻璃、药物、有毒物品等。吊扇、电灯开关等生活设施应增加安全设施,尽量不离人。

四、应对策略

(一) 正确认识疾病,了解疾病相关知识

可以寻求医务人员(如给自己治疗的医生或护士)的帮助。另外,网络上关于各种疾病的宣传很多,如果不具备分辨信息真假的能力,不建议过多浏览,以免增加心理负担。

(二) 提供心理社会支持

照护者要学会倾听被照护者的想法,提倡被照护者能与照护者开诚布公地交流,允许被照护者宣泄情绪,照护者真诚地表达自己的感受,从而陪伴、鼓励和支持被照护者。被照护者可以参加如康复俱乐部的群体组织,从病友的故事和经历中获得力量。

(三) 运用放松和运动的技巧

治疗结束后,在身体条件允许的情况下,适当增加有氧运动,适当进行冥想、正念、瑜伽、太极拳、八段锦、按摩、听音乐、看书等。冥想、正念、瑜伽、太极拳、八段锦如果有专业人员带领,效果会更好。合理膳食,避免暴饮暴食或过度节食及大量吸烟、饮酒,晚饭吃得太饱会影响睡眠,因此要避免晚饭过量。改掉不良睡眠习惯,如熬夜、晚上喝咖啡等兴奋性饮料,避免在床上看书、看剧、看手机时间过长,成年人建议每晚 12 点前睡觉,不熬夜。起居有常,顺应昼夜节律,这将对培养稳定情绪有着重要意义。

通过上述方法,被照护者的抑郁状态如没有明显改善,并伴随自伤风险,除做好环境安全防护措施外,应及时就医。

加 油 站

抑郁是肿瘤患者最常见的心理症状,抑郁症状是一个连续谱,可以从生理性的悲伤过渡到显著痛苦的临床病理性抑郁,会使患者的住院时间延长,增加躯体痛苦,治疗依从性变差,生活质量更差。肿瘤本身,药物(如甲氨蝶呤、长春新碱、天冬酰胺酶、盐酸甲基苄肼以及干扰素),治疗(手术等)和个体的应激反应可造成致炎细胞因子的产生,而致炎细胞因子可促使抑郁发展。抑郁也和下丘脑-垂体-肾上腺轴的慢性激活有关。有研究表明,对患者的抑郁进行筛查,及时接受专业调整及治疗,3 个月左右抑郁状态可明显好转,且比没有接受专业治疗的被照护者受益更多。抑郁自我评估量表如表 1-13-1。

表 1-13-1　PHQ—9（9 项患者健康问卷）

说明：在过去的两周里，有多少时间您被以下问题所困扰？请在相应的空格处打钩。

题目	没有 （0 分）	有几天 （1 分）	一半以上时间 （2 分）	几乎天天 （3 分）
1. 做什么事都感到没有兴趣或乐趣				
2. 感到心情低落				
3. 入睡困难、很难熟睡或睡太多				
4. 感到疲劳或无精打采				
5. 胃口不好或吃太多				
6. 觉得自己很糟，或很失败，或让自己或家人失望				
7. 注意力很难集中，例如阅读报纸或看电视				
8. 动作或说话速度缓慢到别人可察觉的程度，或正好相反。烦躁或坐立不安、动来动去的情况比平常更严重				
9. 有不如死掉或用某种方式伤害自己的念头				

注：每个条目 0~3 分，结果以总分计算，即以 9 个条目的分值相加，总分范围 0~27 分。其中，没有抑郁：0~4 分；轻度抑郁：5~9 分；中度抑郁：10~14 分；重度抑郁：15 分及以上。

划 重 点

抑郁是被照护者最常见的一种情绪变化，有其特定的躯体症状和心理症状群。在没有寻求专业帮助时，对于存在抑郁的被照护者，社会支持的力量尤为重要。有研究显示，被照护者的配偶与其进行建设性的沟通，对改善夫妻满意度及患者的抑郁状态相关。同时参加康复俱乐部，与传递正能量的病友团体交流，也是一种选择。还应注重饮食、活动、作息及放松练习。如果抑郁持续的时间较长，伴随症状严重时，建议找专业的睡眠科医生或精神科医生寻求帮助，需要用药调整时，应在医生的指导下进行，把不良反应控制到最低。

为了便于记忆,可记住如下照护口诀。

　　　　抑郁情绪很普遍,社会支持尤重要。

　　　　调整不能太心急,慢功方能把心调。

　　　　生活虽然很不易,稍有觉察幸福来。

试　试　手

思考题

1. 举例抑郁的身体症状和心理症状有哪些?
2. 抑郁的应对策略有哪些?

（何双智）

第十四单元
肿瘤患者常见症状居家护养日记

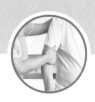

症状自我报告日记

序号	症状	日期					
一、症状的严重程度(0代表无症状,10代表症状最严重)							
1	疼痛						
2	疲劳(乏力)						
3	恶心						
4	睡眠不安						
5	苦恼						
6	气短						
7	健忘						
8	胃口最差						
9	瞌睡(昏昏欲睡)						
10	口干						
11	悲伤						
12	呕吐						
13	身体麻木						
二、症状妨碍您生活的程度(0代表无影响,10代表严重影响)							
14	一般活动						
15	情绪						
16	工作(包括家务劳动)						
17	与他人的关系						
18	走路						
19	生活乐趣						

患者可以借助自我管理导航图评估当前症状的严重程度,如图 1-14-1。

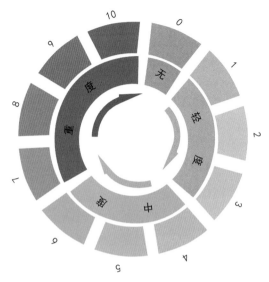

图 1-14-1　症状自我管理导航图

如果您的症状在绿色区域(轻度),请参照本书中相应症状进行自我管理。

如果您的症状在橙色区域(中度),请咨询您的主管医生或护士。

如果您的症状在红色区域(重度),请到医院就诊。

(谢　娟)

第二章
肿瘤患者安全与延续治疗居家护养

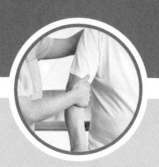

　　随着医学的发展,肿瘤已成为一类慢性疾病,被照护者在治疗间歇期大多会选择居家或社区进行休养或治疗。部分被照护者携带经外周静脉置入中心静脉导管(peripherally inserted central catheter,PICC)、输液港(totally implantable venous access ports,TIVPs,简称 PORT)、便携式化疗泵或者口服抗肿瘤药等以便在家中接受治疗,所以预防导管相关性感染、非计划拔管、跌倒、用药安全等尤为重要。本章将以被照护者居家护养安全与延续治疗中存在的问题为重点,指导被照护者及照护者正确居家养护,减少被照护者的安全风险,以保证被照护者有最佳疗效,保证治疗的顺利开展从而延长生命、提高其生活质量。

第一单元
跌倒预防

小 案 例

周爷爷,68岁,诊断为肺癌脑转移,行调强放射治疗后病情稳定出院。周爷爷意识清楚,但反应迟钝,双下肢无力,日常活动不能独立完成,在行走、如厕、沐浴时易发生跌倒。该如何在日常生活中照护周爷爷,防止跌倒的发生呢?

一、家庭照护面临的问题

被照护者出院后处于居家状态,由于被照护者反应迟钝,双下肢无力,影响日常活动,在行走、如厕、沐浴时易发生跌倒,从而需提供针对性照护和帮助。如不慎在居家照护时发生跌倒,可能会造成骨折等意外伤害甚至会危及生命。

二、家庭照护应掌握的技能

1. 照护者及被照护者知晓跌倒风险因素,提高防跌倒的意识。
2. 照护者及被照护者需要熟悉防跌倒干预措施及身体平衡功能锻炼的方法,防止跌倒。
3. 照护者及被照护者应掌握辅助工具的正确使用方法,如轮椅、助步器等。

跟 我 学

一、什么是跌倒

跌倒是指突发、不自主的、非故意的体位改变,倒在地上或更低的平面上。

按照国际疾病分类（ICD-10）对跌倒的分类,跌倒包括以下两类:①从一个平面至另一个平面的跌落;②同一平面的跌倒。

二、跌倒的危险因素

1. 生理因素　随着年龄的增长,维持运动系统功能的肌肉、骨骼的生理功能均有减退,步态的稳定性下降和平衡功能受损是导致跌倒危险性增加的主要原因。同时,身体各方面感觉能力下降,对外界环境的判断能力减弱,也增加了跌倒的风险。

2. 病理因素　包括中枢神经系统疾病、周围神经系统病变、心血管疾病、影响视力的眼部疾病、足部疾病、感染、肺炎、贫血、泌尿系统疾病、运动损害等。患有多种慢性疾病者发生跌倒的危险性更高。

3. 药物因素　也是导致跌倒的重要原因。是否服药、药物的剂量,以及复方药都可能引起跌倒。

4. 心理因素　自信心和跌倒时的情绪是影响跌倒的重要心理因素。沮丧、焦虑可能会削弱被照护者的注意力,导致对周边环境危险因素的感知力减弱,反应能力下降,增加跌倒的机会。

5. 环境因素　居室中照明不足,不合适的家具高度和摆放位置,日常用品摆放不当,光滑的室内地面,卫生间无扶栏、无把手、湿滑等都可能增加跌倒的危险。室外环境中的路面不平、灯光昏暗、路面湿滑、拥挤等都可能引起跌倒。不合适的鞋子和错误使用行走辅助工具也会使跌倒的危险性增加。

6. 社会因素　独居及与社会的交往和联系程度减少都会影响被照护者居家跌倒的发生率。

三、安全提示

1. 被照护者在如厕、淋浴、外出时应重点看护,预防跌倒。
2. 消除居家环境中易造成跌倒的风险因素。
3. 根据被照护者的情况选择合适的辅助工具,指导被照护者正确使用辅助工具。

四、应对策略

（一）体育锻炼

坚持适度的体育锻炼,以增强肌肉力量、柔韧性、平衡能力、步态稳定性和灵活性,从而减少跌倒的发生,如太极拳。还可以做一些提高平衡能力的训练,具体步骤请扫描二维码观看。

提高平衡能力"小招式"

（二）合理用药

被照护者按医嘱正确服药，不随意增减药物的剂量。注意用药后的反应，预防跌倒的发生（表 2-1-1）。

表 2-1-1　易引起跌倒的药物

药物类别	引起跌倒的原因
降压药	血压低
利尿剂	血压低、小便次数增加
降糖药	头晕
抗抑郁药	思睡、疲乏、视力模糊
镇静药	体位性低血压、视力模糊
安眠药、止痛药	晕眩、嗜睡
轻泻剂	腹泻、如厕增加
抗胆碱药	低血压、瞳孔扩大、嗜睡
抗组胺药	嗜睡，注意力、警觉度下降
抗癫痫药	镇静、嗜睡、晕眩、运动失调

（三）助行器的选择

使用合适长度、顶部面积较大的拐杖。将拐杖、助行器放在触手可及的位置。使用轮椅时应注意以下内容。

1. 坐于轮椅正中部位，手扶着轮椅扶手，尽量靠后坐，勿向前倾身或自行下车。

2. 左右不能平衡者，应加系安全带固定。

3. 推轮椅下坡时速度要慢，遇有台阶时，先将轮椅前面的小轮向上翘起，使轮椅向后倾，将小轮先置于台阶上，然后再将大轮子推过台阶。

4. 上下轮椅时应将轮椅的闸制动，防止轮椅活动。具体步骤扫描二维码观看。

（四）调整生活方式

1. 衣服要舒适，穿长短合适的衣裤、大小合适的防滑鞋，不穿拖鞋外出。

轮椅正确
使用方法

2. 改变体位应遵循"三个 30 秒"，即平躺睁眼 30 秒——坐起 30 秒——站立 30 秒——行走，避免突然改变体位，特别是夜间。

3. 行走时保持步态平稳，尽量慢走，如需转身、转头时应停稳脚步，避免携带沉重物品。如出现头晕、双眼发黑、下肢无力、步态不稳或不能移动时，立即原地坐(蹲)下或靠墙,并呼叫帮助。

4. 避免走过陡的楼梯或台阶,如需上下楼梯,需要照护者搀扶或使用楼梯扶手。

5. 卧床时将眼镜、手纸、水杯、手机等常用物品放在床头柜随手易取处。晚上床旁尽量放置小便器,若去卫生间如厕时有照护者陪伴。

6. 居家容易跌倒的区域(如过道、卫生间、厨房)应加装局部照明设备;卫生间的地面应防滑,浴缸旁和马桶旁安装扶手,浴缸或淋浴室地板上放置防滑橡胶垫(图 2-1-1)。

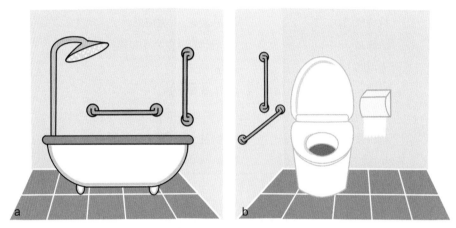

a. 浴缸旁加装扶手图;b. 马桶旁加装扶手。

图 2-1-1　加装扶手图

7. 居家环境应坚持无障碍观念,合理安排室内家具高度和位置,家具的摆放位置不要经常变动。选择稳固的家具,避免有轮子或会滑动的家具。椅子及床的选择应避免太软、太高或太矮。居家地面应保持干燥,不要将杂物放在经常行走的通道上,电线要收好或固定在角落,去除室内的台阶和门槛,保持通道通畅。地面使用地毯时应用双面胶带固定,防止地毯滑动。

加　油　站

跌倒是我国伤害死亡的第四位原因,而在 65 岁以上的老年人中则排首位,严重威胁着老年人的身心健康、日常活动及独立生活能力。当跌倒不可避免时,该如何化险为夷呢?

1. 降低重心　重心不稳快要跌倒时,要马上蹲下,蹲姿重心低,比较稳。

2. 降低伤害力　造成跌倒受伤的伤害力,依序为撞击力、滑动的摩擦力、摇摇马般的摇摆、翻滚。撞击力和摩擦力都会造成重大伤害,跌倒时尽量不要让身体承受撞击力和摩擦力,多让身体借摇摆和滚动的动作以降低伤害力,使伤害减到最低。

3. 分散冲击力　跌倒的冲击力如果集中在身体的一点时,可能出现严重的骨折或出血;如果能分散到身体各处,甚至只停留在外部,可能只有皮肤淤青或衣服磨破。

4. 保护重要器官　跌倒时身体需要蜷缩起来,以保护头、胸、腹、下腹。

划　重　点

肿瘤患者治疗结束居家期间,日常活动量会有所增加,居家环境存在安全隐患,缺少专业人员的监督提醒,防跌倒意识会松懈,极易发生跌倒事件。跌倒会产生严重的不良后果,如软组织损伤、骨折、心理创伤及损伤后长期卧床导致的一系列并发症等,增加了社会和家庭的负担。因此,照护者要消除居家环境的危险因素,被照护者要主动学习居家跌倒预防相关知识,掌握跌倒的干预措施,防止跌倒的发生。

为方便记忆,可记住如下照护口诀。

> 居家安全是第一,防跌措施要牢记。
> 慢慢起床慢慢站,活动如厕家属伴。
> 穿鞋防滑绕水走,走廊活动抓扶手。
> 头晕乏力歇歇脚,卧床休息拉床档。
> 夜间起床需开灯,不要害怕麻烦人。
> 年纪大了得服老,处处留心防跌倒。

试　试　手

思考题

1. 轮椅的正确使用方法?

2. 易引起跌倒的药物有哪些?

(王翠玲　高学珍)

第二单元
感染预防

小 案 例

高阿姨,57 岁,诊断为卵巢恶性肿瘤,腹腔、双肺、肝继发恶性肿瘤,化疗后致白细胞减少,机体抵抗力下降,引起继发感染,经对症治疗后,病情稳定出院。作为照护者,该如何对高阿姨进行感染预防的照护呢?

一、居家照护面临的问题

被照护者意识清楚,出院后处于居家状态,照护者需要正确指导被照护者做好个人防护,被照护者也存在疾病复发的危险及发生感染、发热导致惊厥的风险。

二、居家照护应掌握的技能

1. 熟悉感染预防相关的个人防护。
2. 掌握发热的紧急处理方法及注意事项。

跟 我 学

一、感染预防的基本知识

化疗作为肿瘤治疗的常规手段,在治疗疾病的同时,存在骨髓抑制等毒副作用及继发感染的风险,一旦发生感染易发展为败血症,不仅增加被照护者的痛苦及治疗费用,而且严重影响生活质量和生存时间,更是导致被照护者死亡的重要原因之一。因此,为提高被照护者的生存质量,延长寿命,采取有效的照护措施预防感染及并发症至关重要。

二、导致感染的危险因素

1. 化疗后白细胞总数降低　白细胞是血液中一种重要的血细胞,可以直接消灭外界入侵的微生物,是人体的防御力量。一般情况下,外邪内侵时白细胞会升高,这是机体的正常反应,表明机体有调动免疫系统防御侵害的能力。化疗是一把"双刃剑",一方面治疗肿瘤,消灭肿瘤细胞;另一方面它们"敌友不分",往往杀敌一千自损八百。因此,化疗会造成包括白细胞减少在内的正常细胞损伤,失去了白细胞的"防线",人体将无法抵御外界致病因素,非常容易造成感染。

2. 年龄　随着年龄的增长,老年人易合并其他疾病,自我管理能力也逐步降低,而且随着骨髓造血和免疫功能的衰退,化疗后感染概率也会随之增加。

3. 不合理使用抗生素　使细菌耐药性增强或者菌群失调,增加感染风险。

4. 卧床　使呼吸道清除异物能力减退。

5. 吸痰、吸氧等器械的使用。

三、感染预防照护的基本原则和方法

(一)预防感染——环境

将被照护者尽量安排在单人房间内,房间要舒适安静、清洁卫生。注意开窗通风,室内空气不断流动,可保持空气新鲜。调节室内的温、湿度,刺激皮肤血液循环,促进汗液蒸发,增加舒适感,使被照护者心情舒畅。通风时间根据室内外温差大小适当掌握,一般通风 30 分钟左右可达到置换空气的目的。如果室外空气寒冷,开窗通风时要注意保暖,一般室温保持在 18~20℃较为适宜,居家湿度以 50%~60% 为宜。注意家中桌、椅、床、台灯等各种物品表面卫生,以清洁为主,在有可能污染的情况下,用 500~1 000mg/L 的有效氯消毒液进行擦拭。劝导亲朋好友尽量不探视,出门佩戴口罩,避免去人员密集的地方(图 2-2-1)。

(二)预防感染——饮食

化疗后可引起白细胞减少,因此应多吃些富含蛋白质、铁、维生素的食物,如鱼类、瘦肉等。另外,动物肝脏、大枣、桂圆、阿胶、新鲜水果和蔬菜也是有利的。对食欲缺乏、消化不良、腹泻的被照护者可辅之以健脾养胃的食品,如薏米、白扁豆、大枣、山楂、陈皮等。

富有营养的食品种类繁多,除鱼类、瘦肉、大米、小麦、大豆等外,鸡肉、牛肉是补气的食品,体虚的被照护者可食用。鲫鱼、鲳鱼是补胃益脾的食品,海参、鲍鱼、海带、荸荠能软坚散结,木耳、猴头蘑、香菇、金针菇等多种食用蘑菇营养价值高,尤其是香菇,提倡经常食用。另外,多饮水或果汁,多食蔬菜、水果,注意食物的新鲜与卫生;不吃剩饭,避免辛辣刺激饮食;不吃冰冷、坚硬、多刺食物,避免口腔黏膜受伤感染。

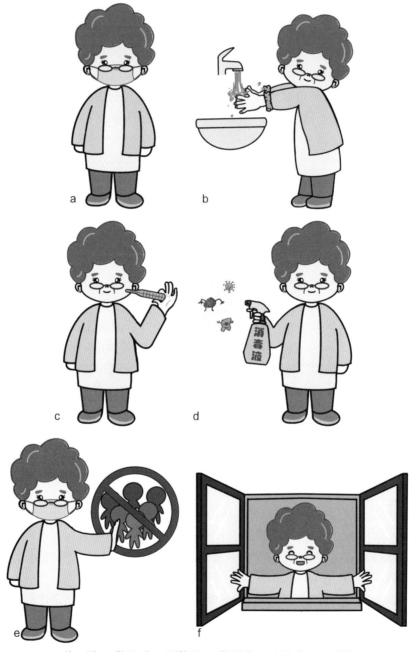

a. 戴口罩;b. 勤洗手;c. 测体温;d. 勤消毒;e. 少聚集;f. 多通风。

图 2-2-1　预防感染组图

（三）预防感染——个人卫生

1. 口腔卫生　养成良好的卫生习惯,睡前、早起用软毛牙刷刷牙,饭后用淡盐水或漱口液漱口。

2. 皮肤卫生　穿柔软、宽松的棉质内衣,避免摩擦及皮肤日光暴晒,洗澡时不要用力擦洗皮肤,保持皮肤清洁、干燥。皮肤瘙痒时不能用手抓挠,以免引起皮肤破溃而继发感染。

3. 肛周卫生　保持大便通畅,便后温水坐浴,避免久坐。

（四）预防感染——药物预防

化疗可引起白细胞减少引起继发感染。居家期间要遵医嘱采血检查血细胞,当白细胞下降时及时联系医生,根据医嘱给予对症治疗,如人粒细胞刺激因子皮下注射,必要时静脉输注免疫球蛋白,增强机体免疫力,预防感染。

加 油 站

感染是围化疗期常见的并发症之一,好发于呼吸道、尿道、口腔黏膜及肛周皮肤,可导致败血症而危及生命,其主要原因是由于白细胞减少和/或功能缺陷、免疫抑制剂的应用以及贫血或营养不良等,导致机体抵抗力下降,从而继发各种感染。因此,感染的预防要做到"四早",即"早预防、早发现、早治疗、早护理",一旦出现感染,发热是首要症状之一,那么,被照护者出现发热该如何处理呢?

（一）严密观察

定时测量体温,每日 4 次,高于 39℃时每 4 小时测量一次。物理降温半小时后再测一次,直至退烧后 3 天。同时注意呼吸、脉搏、血压的变化,及时联系医生,预防感染性休克的发生。

（二）降温

一般体温超过 38.5℃以上给予物理降温,包括局部冷敷(前额、腋下、腹股沟处等),全身冷疗(用 25%~35% 的酒精擦浴,32~34℃温水擦浴等),具体方法扫描二维码观看。有出血倾向者禁用酒精或温水擦浴,以防局部血管扩张而进一步加重出血。

物理降温无效时,可遵医嘱用药物降温,但应咨询医生,严格掌握药物适应证及注意事项,必要时立即就诊。降温过程中,要密切监测被照护者的体温与脉搏变化及出汗情况,及时更换衣物,保持皮肤清洁、干燥、防受凉,并观察被照护者降温后的反应,避免发生虚脱。

温水擦浴

（三）休息与饮食

卧床休息,采取舒适的体位,减少体力消耗,维持室温在 20~24℃,湿度在 50%~60%,并经常通风换气。被照护者宜穿透气、棉质的衣服,若有寒战应给予有效保暖。补充营养及水分,鼓励被照护者进食高热量、高维生素、营养丰富的半流质饮食或软食,以补充机体基本需要和因发热所造成的额外消耗。指导被照护者摄取足够的水分以防止脱水,每天至少 2 000 毫升以上,必要时可遵医嘱静脉补液,维持水和电解质平衡。

（四）口腔与肛周护理

发热可致唾液分泌减少,口腔黏膜干燥,口腔食物残渣易发酵,促进细菌繁殖,导致口腔异味,口腔溃疡,因此应做好餐后漱口、每日用软毛牙刷刷牙等口腔护理。抗生素及降温药物的使用、进食减少可使被照护者出现便秘,因此,要保持大便通畅,必要时可使用开塞露及缓泻剂,注意便后及时清洗肛周。

划 重 点

被照护者因疾病、治疗等因素容易发生感染,为预防感染,照护者要做好被照护者的个人及环境卫生,被照护者出现发热,要及时采取措施,必要时就医。

为方便照护者记忆,可记住如下照护口诀。

预防感染要重视;勤通风、常消毒。

要保暖、防着凉;人多处、切莫行。

戴口罩、防飞沫;软毛刷、要轻柔。

饭前后、勤漱口;营养充足要牢记。

高蛋白、高热量;软饮食、无皮果。

多饮水、多排尿;遇便秘、禁用力。

缓泻剂、遵医嘱;便后洗、防感染。

试 试 手

思考题

1. 个人卫生的防护措施有哪些?

2. 出现了高热应该怎么办?

（郑丽君）

第三单元
经外周静脉置入中心静脉导管居家护养

小 案 例

王奶奶,78岁,诊断为食管鳞癌,为行化疗于右上臂经外周静脉穿刺置入中心静脉导管。第一阶段化疗结束后病情稳定出院。该如何在日常生活中对王奶奶进行照护呢?

一、家庭照护面临的问题

被照护者出院后处于居家状态,被照护者年龄大,化疗后身体虚弱,置管后右侧手臂不可大幅度活动,在日常活动及 PICC 照护方面需要照护者协助。若照护不当,很容易造成置管断裂、脱出、穿刺点感染、血栓、静脉炎等并发症。

二、家庭照护应掌握的技能

1. 照护者与被照护者掌握穿刺部位观察要点,以及异常情况的处理。
2. 照护者及被照护者掌握置管侧肢体活动的正确方法及注意事项。

跟 我 学

一、什么是 PICC

经外周静脉置入中心静脉导管(peripherally inserted central catheter,PICC)是指经上肢贵要静脉、肘正中静脉、头静脉、肱静脉、颈外静脉等穿刺置管,尖端位于上腔静脉或下腔静脉的导管(图 2-3-1),能避免因长期输液或输注高渗性、有刺激性药物对血管的损害,减轻因反复穿刺带来的痛苦,现广泛应用于需要化疗的肿瘤患者中,是一条独特的"生命线"。

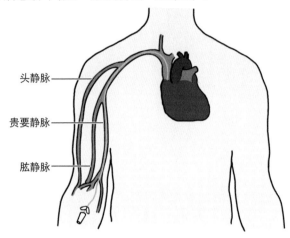

图 2-3-1　PICC 在体内

二、留置 PICC 期间如何护理

1. 观察　被照护者每天观察双上肢是否对称,置管侧肢体有无发红、发热、触痛;看贴膜是否有潮湿、卷边、脱落;穿刺部位有无局部红肿、疼痛或渗血、渗液;接头处的肝素帽有无脱落、导管体外部分有无打折、破损;导管内有无回血。如有以上情况,需要及时就诊。

2. 换药　导管用透明贴膜固定,一般每 7 天需要对 PICC 进行一次维护;使用纱布敷料固定,每 2 天维护一次,如果出现异常情况及时维护。

3. 活动　一般的日常活动均可进行,如炒菜、进餐、洗碗、刷牙、扫地、开车等;避免提重物、拖地、举拐杖、避免泡澡等;避免持重物锻炼,避免大范围的手臂旋转活动。

4. 睡觉　可以根据上臂的粗细选择 PICC 保护套,或者选择合适的丝袜,将两端剪开,形成袜筒,睡觉前将袜筒套在 PICC 导管外面,防止睡觉时不自觉地将导管拽出来;睡觉时,尽量不要压着穿刺侧肢体,以避免导管在高凝状态下造成堵塞。

三、安全提示

1. 每次沐浴前要检查敷料有无松脱,确定导管固定完好。沐浴时,采取相应的保护措施,防止贴膜进水。

2. 每次运动前后需要检查导管情况,若出现导管外露部分延长、贴膜卷边、松脱等情况,需要经过护理人员处理后评估是否可继续进行运动。

3. 锻炼过程中如出现手臂酸痛、无力等不适反应,要立即停止锻炼。

4. 避免接触尖锐物品,防止导管断裂。

四、应对策略

(一) PICC 常见的并发症及处理

穿刺点渗血、渗液

【症状】贴膜下、穿刺点周围出现渗血、渗液。

【处理】如果穿刺点处有少量出血,可以局部按压止血。置管侧手臂不可剧烈活动,避免反复的手臂屈伸动作。

接触性皮炎

【症状】红斑、肿胀、丘疹、局部瘙痒感、烧灼感,重者可出现水疱、糜烂、渗出。甚至出现发热、畏寒等全身症状。

【处理】保持皮肤清洁干燥,勿用手将水疱挠破,贴膜渗湿及时更换,皮肤出现痒、皮疹时,要及时到当地医院进行治疗;避免在皮疹部位反复使用医用敷贴;避免进食高蛋白及海鲜类食物,以免发生过敏。

穿刺点感染

【症状】穿刺点周围皮肤出现发红、肿胀、疼痛、脓性分泌物渗出等。

【处理】注意个人卫生,保持穿刺处皮肤清洁干燥。到正规医院进行导管维护,维护间隔不能大于 7 天,如出现敷料卷边、脱落或敷料因汗液或渗液而松动的情况,需要及时到正规医院更换敷料。

机械性静脉炎

【症状】沿静脉走行出现发红、肿胀、疼痛,有时可表现为局限症状,如局部的硬结。

【处理】①抬高患肢,促进静脉回流,缓解症状。②肿胀部位根据输注药物的特性,选择湿热毛巾进行热敷,每次 20~30 分钟,温度 40℃为宜,避免烫伤。③红外线照射配合外擦按摩药物,如使用多磺酸粘多糖乳膏(喜辽妥)于穿刺点上方延血管走行方向均匀涂抹,并进行适度按摩,每天 2 次。④外贴敷料:水胶体敷料、薄型泡沫敷料。⑤使用如意金黄散加蜂蜜调制成糊状,外敷于静脉炎患处周围,每次持续 4~6 小时,每天 2 次。

导管相关性血栓

【症状】沿静脉走行的红、肿、热、痛、麻木感和 / 或置管侧肢体、头面部、颈肩区肿胀,疼痛。

【处理】

及时到当地医院进行治疗,抬高患肢,不应热敷、按摩和压迫患肢。

【预防】

预防上肢静脉血栓功能锻炼

早期有规律的肢体活动是预防血栓最简单、经济、行之有效的方法。常见的功能锻炼方法包括手指运动操、手腕运动、肘腕关节活动,肩关节活动操等,具体步骤扫描二维码观看。目的是通过肌肉和关节的活动促进上肢血液循环和淋巴回流,加快上肢血流速度,加大血流量,起到有效预防血栓形成的作用。

导管脱出

【原因】贴膜潮湿、延迟维护、频繁咳嗽、穿脱衣服等。

【处理】知晓外露长度→胶布固定导管→立即到正规医院处理→医务人员决定是否拔管。

导管断裂

立即用胶布固定好身体端管路,另一只手的拇指和食指反折导管并捏紧,返院处理。

(二) 穿衣小技巧

1. 穿衣时　先穿置管侧衣袖,再穿对侧衣袖。

2. 脱衣时　先脱对侧衣袖,后脱置管侧衣袖(图 2-3-2)。

【注意】衣服袖口不宜过紧,以免在换衣服时不慎将导管带出体外。尽量选择穿开衫,避免套头衫。更衣时注意不要将导管勾出或者拔出。

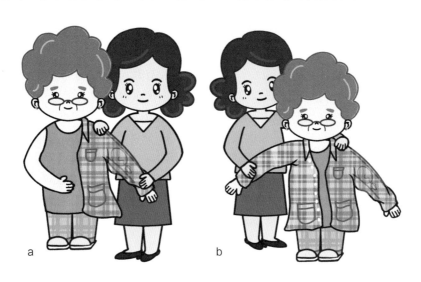

a　　　　　　　　　　b

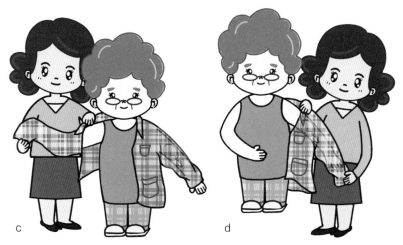

a. 先穿置管侧衣袖；b. 再穿对侧衣袖；c. 先脱对侧衣袖；d. 后脱置管侧衣袖。

图 2-3-2　穿衣脱衣小技巧

（三）带管期间如何沐浴

可以淋浴，但不要盆浴、游泳。淋浴时注意对穿刺部位的保护，可以用保护套或者保鲜膜在置管处缠绕几圈，周边用胶带粘牢，不要浸湿导管及敷料，以免引起感染。淋浴结束后，仔细检查穿刺侧手臂贴膜有没有卷边、潮湿，如果有潮湿，立即到医院进行更换。注意：为避免贴膜受潮，建议在贴膜外裹一个小毛巾，然后再包裹保鲜膜进行淋浴。也可选择 PICC 洗澡保护套。具体步骤扫描二维码观看。

带管肢体淋浴保护方法

加　油　站

携带 PICC 居家期间的正确维护，是保证 PICC 得以安全留置的必要条件，如遇以下情况立即到医院就诊。

1. 穿刺点出现红肿、化脓、渗液、渗血，或者穿刺点局部皮肤出现瘙痒、皮疹。

2. 贴膜松脱、卷边、进水或被污染。

3. 置管侧手臂麻木、疼痛或明显水肿，臂围增加>2 厘米。

4. 头痛、颈部胀痛、呼吸困难、体温>38℃。

5. 如导管破裂甚至完全断开应立即用胶布固定好身体端管路，另一只手拇指和食指反折导管并捏紧，返院处理。PICC 有刻度标识，注意观察管道的外露长度，一旦发现导管外露长度增加表示导管脱出，切记不能再插回去，应及时到医院就诊。

划　重　点

　　被照护者因治疗需要留置 PICC，为了保证其正常使用，本单元着重描述了 PICC 带管期间的照护要点，希望通过本单元内容的学习，照护者能够掌握穿刺部位观察要点、置管侧肢体活动的正确方法，以及异常情况的处理方式。为了方便照护者记忆，可记住如下照护口诀。

　　　　PICC 留置莫紧张，七天维护不能忘。
　　　　每日观察穿刺点，红肿热痛要处理。
　　　　穿衣先穿置管侧，脱衣后脱置管侧。
　　　　日常沐浴要注意，不可泡澡和盆浴。
　　　　日常生活不影响，安全实用共放心。

试　试　手

思考题

　　1. 带管居家期间观察要点有哪些？
　　2. 带管居家期间如何进行功能锻炼？

（郭　慧）

第四单元
输液港居家护养

小 案 例

王阿姨,55 岁,左侧乳腺癌术后,遵医嘱化疗 6 个周期,于右侧胸壁植入输液港。被照护者因缺乏相关知识而不敢活动置港侧肢体,导致日常活动需要部分帮助。照护者在日常生活中该如何照护埋置输液港的王阿姨呢?

一、家庭照护面临的问题

被照护者出院后处于居家状态,日常生活可部分自理。遵医嘱上肢需要坚持功能锻炼,逐步增加日常活动。如果功能锻炼或日常活动不规范将影响输液港的使用,严重者可能发生导管异位或断裂,导致治疗延误,给被照护者带来不必要的伤害。

二、家庭照护应掌握的技能

1. 照护者及被照护者均需要掌握置管侧肢体活动的正确方法及注意事项。
2. 照护者需要动态观察被照护者的病情变化及恢复状况。
3. 照护者提醒被照护者定期进行输液港导管的维护。

跟 我 学

一、什么是输液港

输液港全称为完全植入式静脉输液港(totally implantable venous access ports,TIVPs,简称 PORT),广泛应用于肿瘤患者中,是一种密闭的静脉输液装置,主要由放置在中心静脉的导管和皮下囊袋的注射座两部分组成,两者通过锁扣固定(图 2-4-1)。

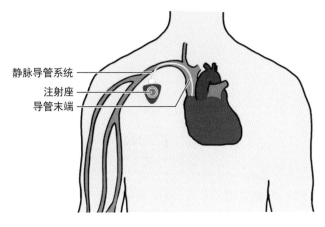

静脉导管系统
注射座
导管末端

图 2-4-1　胸壁输液港

二、常见并发症

输液港长期植入可能会发生感染、静脉内血栓、导管堵塞、导管破损或断裂,港座翻转等并发症。居家期间,若带港者感到局部不适,应尽快返院就医。

三、置管侧肢体注意事项

被照护者需要对带港侧肢体及手术患侧肢体坚持功能锻炼,但要避免剧烈活动,不能受到压迫,如果输液港埋置在上臂,不能在这一侧测血压、采血等。

四、安全提示

1. 照护者需要了解被照护者的病情变化、精神状态、肢体活动幅度等情况。

2. 合理安排锻炼频次和时长,避免过度活动而影响导管功能。

3. 照护者与被照护者观察放置输液港侧肢体、颈部、肩部及胸壁有无红、肿、热、痛、活动障碍或肢体末梢麻木感等表现。

五、应对策略

(一) 放置输液港 24 小时内

1. 若是术后埋置输液港的被照护者,置港侧及手术患侧肢体需要同时进行功能锻炼,可以做伸指、握拳及屈肘等活动,避免剧烈运动和提重物。

2. 第二天需更换贴膜,贴膜潮湿需及时更换。

3. 观察穿刺部位有无渗血、渗液、血肿、肢体麻木、疼痛等,一旦发现请及时与医护人员沟通。

(二) 置港 24 小时后

1. 避免置港侧手臂单独提重物,避免手臂用力过度。

2. 握拳运动　置港第二天开始进行功能锻炼(握紧,坚持 3 秒,每次 15~30 分钟,每日 3 次)。

3. 评估置港部位情况　有无红、肿、热、痛。

4. 穿衣服时,先穿置港侧上肢衣服,再穿对侧;脱衣服时,先脱对侧上肢衣服,再脱置港侧衣服。

5. 保持局部干燥和贴膜完整,不要擅自撕掉贴膜,如有异常及时就医。

6. 避免置港侧长时间侧卧位,以免港座异位或受压。

(三) 输液港居家护养

1. 置港后伤口 7~14 天可愈合,待伤口愈合后可以正常洗澡,但不宜在埋港的位置用力擦洗。

2. 双侧上肢均可做一些简单的家务,如做饭、洗澡、打扫卫生,但禁止举重、托哑铃、引体向上、打球以及游泳等,还要避免拎 5 千克以上的重物,防止港座翻转、导管扭转以及伤口牵拉(图 2-4-2、图 2-4-3)。

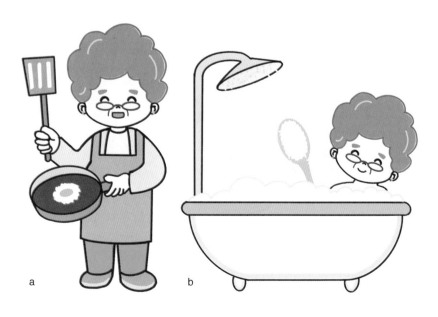

a　　　　　　　　　　b

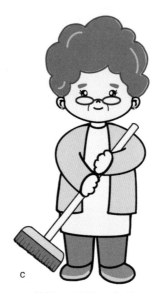

a. 做饭;b. 洗澡;c. 扫地。

图 2-4-2　输液港居家适宜的活动

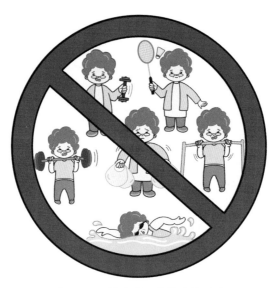

图 2-4-3　输液港居家禁止的活动

3. 双侧上肢需坚持做伸指、握拳、屈腕及肘部运动;术后患侧肢体 7 天内不上举,10 天内不向外伸展肩关节,术后 10 天开始进行缓慢的爬墙锻炼。

4. 建议穿柔软、棉质、宽松的内衣,使用安全带时不要过紧或时间过长,避免摩擦或压迫港座。

5. 置港侧部位出现红肿、疼痛(图 2-4-4),手臂、肩颈部出现麻木、疼痛、或突发胸闷等不适,无其他原因的发热,体温高于 38.5℃时应及时回院检查。

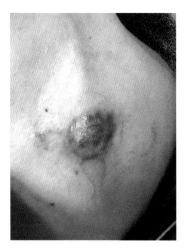

图 2-4-4　置港部位红肿症状图

6. 定期(一般 4~6 周)到医院维护导管,避免发生导管堵塞。

加　油　站

带港患者居家期间可能发生的其他并发症有局部切口瘢痕增生、导管断裂或异位、港座翻转以及治疗结束后取港困难等,但以上这些并发症发生率不高,并不常见。

预防对策

1. 如果瘢痕增生没有对港座和导管造成阻塞或者感染,不影响输液港使用,无须特殊处理,可在拆除输液港时一并切除。居家过程中注意保持局部清洁干燥。

2. 居家期间,要定期进行影像学检查,一旦胸部 X 线检查显示导管走行不连续,应联系医生,必要时及时取出。

3. 发现港座翻转应及时就医。港座复位后,置港侧上肢应制动 3~7 天。

4. 取港时机　具体请遵从主管医生安排;定期复查,如有异常需要考虑提前取港。

划 重 点

　　输液港为实验室检查、采血、静脉输液、输血等治疗提供了重要的静脉通道,输液港将陪伴患者度过整个治疗周期,被照护者不再因为反复穿刺而感到痛苦和恐惧。照护者及被照护者既要关注置港部位的不适症状,还要掌握术侧手臂功能锻炼方法。居家期间,牢记适宜和禁止的活动,促进上肢功能快速恢复。对被照护者而言,输液港既可以保证顺利完成治疗,也提高了其生活质量。

　　为方便照护者记忆,可记住如下照护口诀。

带港患者要注意,保护管路是第一。

置港部位勤观察,红肿热痛要复诊。

隐形港座勿撞击,28 天管路要冲洗。

伸指握拳屈腕肘,坚持锻炼促回流。

洗澡做饭均适宜,游泳打球勿触及。

带港不必有负担,保持放松最关键。

试 试 手

思考题

1. 植入输液港后,王阿姨置港侧肢体需要注意哪些事项?
2. 王阿姨置港部位出现哪些症状时需要及时就医?

(许慧娟)

第五单元
便携式化疗泵居家护养

小 案 例

张叔叔,57岁,诊断为结肠癌,行手术治疗后医生给予氟尿嘧啶化疗。医生选择采用便携式化疗泵持续泵入5天(120小时)回家治疗,在带泵回家治疗的过程中,该如何照护张叔叔的日常生活呢?

一、家庭照护面临的问题

被照护者带便携式化疗泵回家后,日常生活基本能自理,但由于携带化疗泵会影响带泵肢体的活动,对做家务、做饭、买菜、洗澡等会稍有影响;带化疗泵回家后要确保化疗泵运行正常,掌握化疗泵使用的注意事项,使化疗在规定时间内完成,否则会影响药物效果。同时使用化疗药物需要及时观察被照护者是否会出现化疗不良反应,如恶心、呕吐、口腔溃疡、腹泻、白细胞减少等。

二、家庭照护应掌握的技能

1. 照护者和被照护者能够识别便携式化疗泵常见问题并及时解决。
2. 照护者和被照护者熟悉影响便携式化疗泵输注速度的主要因素。
3. 照护者和被照护者会掌握便携式化疗泵使用的注意事项。

跟 我 学

一、什么是便携式化疗泵

便携式化疗泵是化疗期间可以随身携带、轻便、一次性使用的输注装置,常用的有电子式输注泵和球囊式输注泵。以球囊式输注泵为例,主要由储药囊和流量控制器两部分组成(图2-5-1)。储药囊为一硅胶球囊,当药液从加药口冲入球囊后,球囊膨胀使药液充满球体,弹性球囊利用本身的弹性收缩力推动药液进入体内。流量控制器是控制药物流速的装置,按照2毫升或5毫升每小时的速度将药物持续泵入,化疗泵最大容量为240毫升,5毫升化疗泵泵注速度快,泵注时间为48小时,2毫升化疗泵较5毫升慢,泵注时间为120小时,泵注结束时间与预计时间相差±10%,即总时间在43.2~52.8小时或108~132小时属于正常现象。

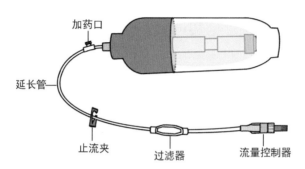

图2-5-1　球囊式输注泵基本结构

二、便携式化疗泵的优点

由于其小巧可以带在身上,使用者能下床活动,不影响日常生活、工作,可以不局限于医院,持续接受化疗。常用化疗药物大致可以分为4类,烷化剂、抗生素类、抗代谢类、植物类。其中氟尿嘧啶为抗代谢类药物,通过阻止体内核酸生物体的特异性结合,抑制肿瘤细胞的生长,进入血浆后的半衰期为10~15分钟,主要作用于增殖期旺盛的细胞周期内的细胞,失活快,属于时间依赖性药物。采用便携式化疗泵能持续、定量泵入药物,可以维持恒定的血药浓度,能持续杀伤肿瘤细胞,增强化疗药物作用,减轻药物不良反应。

三、带泵期间照护注意事项

1. 应穿衣袖宽松的衣服,穿衣服时被照护者将化疗泵握在手中,照护者协助先穿带泵侧肢体的袖子,将延长管穿过衣袖,勿牵拉延长管,将延长管妥善放置,将衣服穿好后把化疗泵放置在合适的位置;脱衣服时先脱不带泵侧肢体,再脱带泵侧肢体,同穿衣服时的注意事项。

2. 每日观察便携式化疗泵球囊是否缩小(图2-5-2),检查输液接头与化疗泵连接是否紧密,有无漏液,延长管有无打折、扭曲,输液管路是否通畅,有无回血,有无脱出,止流夹处于开放状态,流量控制器紧贴皮肤(图2-5-3),泵内药液有无浑浊、沉淀、变色。

3. 每天观察穿刺点周围皮肤有无红肿、疼痛、渗血、渗液,贴膜有无卷边、潮湿,贴膜处皮肤有无过敏发红表现。

4. 带泵侧肢体勿提重物(<3千克),勿做上举的动作,勿剧烈运动,可以洗澡,但需要使用保鲜膜使穿刺侧肢体保持干燥,使化疗泵处于干燥位置。

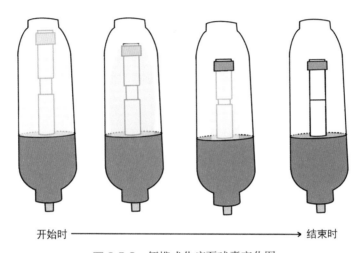

开始时 ——————————————→ 结束时

图2-5-2 便携式化疗泵球囊变化图

四、安全提示

1. 知晓化疗泵预计结束时间,防止化疗泵出现时间差。
2. 每日观察穿刺点周围皮肤,防止静脉炎发生。
3. 观察化疗药常见不良反应,预防为主。

五、应对策略

(一)防止化疗泵未正常输注

照护者应每日观察便携式化疗泵尾端刻度变化,并使用黑色签字笔在泵身上标记出球囊的位置,观察刻度变化及球囊位置,判断化疗泵是否正常输注。

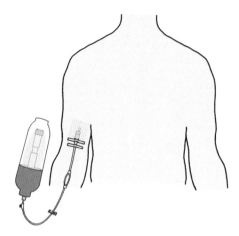

图 2-5-3　流量控制器紧贴皮肤图

（二）防止化疗泵流速过快或过慢

1. 温度　化疗泵标准流速要求环境温度为 31℃，温度过高会加快泵的速度，温度过低会减慢泵的速度；被照护者体温也会影响泵的速度，如被照护者发热会加快泵的速度。因此，要监测被照护者体温，如有发热应及时处理；冬季在外活动时最好将泵连同输液管路置于衣服内，使化疗泵不靠近热或冷的区域。

2. 位置　化疗泵应与带泵侧肢体处于同一水平面，位置高于心脏位置将加快泵的速度，放置腰部以下会减慢泵的速度，被照护者平卧位休息时应将化疗泵置于枕旁，采用不带泵侧卧位，夜间睡觉时应将化疗泵与带泵侧肢体固定，翻身时防止连接管打折、受压，不要拖拽泵体；站立位或活动时应将化疗泵装入专用袋中，挂在肩上与心脏处于同一水平，或装在上衣口袋中。

（三）预防静脉炎

应选择中心静脉导管进行化疗泵的输注，如经外周静脉穿刺的中心静脉导管（PICC）或中心静脉导管（central venous catheter，CVC）等，可以减少反复穿刺引起的静脉损伤，避免化疗药物与外周静脉直接接触，中心静脉血流速度快，能快速稀释药物，减轻药物对局部血管的刺激。如果使用静脉留置针进行化疗泵输注，被照护者应每日 3 次观察穿刺处皮肤的状况，如有红、肿、局部发热、疼痛、沿血管走行出现红斑，应先关闭止流夹，及时到医院更换静脉留置针。

加 油 站

电子式输注泵也是临床常用的一种便携式化疗泵,由电池驱动微电脑控制流速,能准确、恒定地按照预先设置的参数泵入药液,如出现气泡、管路打折、药液泵注结束都会发出提示音。有电子显示屏能显示总药量、电池电量、泵入速度,可以准确判断药物泵入进度。主要构成包括两部分,分别为微电脑驱动装置和储液装置(图2-5-4)。微电脑驱动装置,可以调节相关参数,并设置电子锁防止预设参数被更改,充分保证被照护者的用药安全。因此,不能随意按压显示屏上的按钮,每日观察显示屏是否运行正常,显示屏出现报警无法解决时,及时联系医生。储液装置是储药、输液的一次性装置,输注完毕后关闭止流夹,及时去医院予以拔除。使用手机会使泵的准确性受到电磁辐射的影响,因此,应远离电子设备。

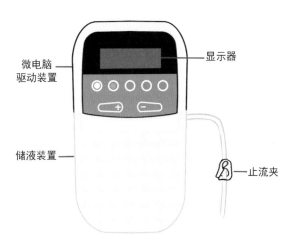

微电脑驱动装置　　显示器

储液装置　　止流夹

图2-5-4　电子式输注泵基本结构

划 重 点

便携式化疗泵是消化道肿瘤化疗常用装置,因其可以持续性泵注化疗药物,增强药物抗肿瘤作用,使药物的毒性快速代谢,减轻药物副作用,是氟尿嘧啶理想的给药方式。照护者与被照护者带化疗泵居家期间应掌握化疗泵使用的注意事项,及时发现并处理常见问题,确保化疗泵准时输注完毕,保证药物药效,提高被照护者居家用药的安全性。

为了方便记忆,可记住如下照护口诀。

化疗泵别看它小,随身携带方便多。

氟尿嘧啶就用它,抗癌治疗效果好。

穿衣睡觉勿牵拉,天天观察球变小。

勿高勿低贴心放,防冷防热保准时。

恶心呕吐静脉炎,化疗反应要预防。

试　试　手

思考题

1. 使用便携式化疗泵有哪些注意事项?

2. 有哪些因素会影响便携式化疗泵的流速?

(田　佳)

第六单元
口服抗肿瘤药物治疗居家护养

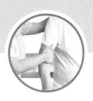

小 案 例

赵叔叔,55岁,诊断为胃癌,经医院治疗后病情稳定,医生嘱赵叔叔出院后继续口服抗肿瘤药物替吉奥治疗。服药期间赵叔叔出现疲乏、食欲缺乏、恶心、呕吐、腹泻、皮疹、手脚色素沉着等不良反应;血常规检查白细胞、血红蛋白、血小板低于正常值,作为照护者,该如何照护口服抗肿瘤药物的赵叔叔呢?

一、居家照护面临的问题及潜在风险

被照护者出院后处于居家状态,口服抗肿瘤药物无人监管,可能会出现因漏服药、错服药、药物保存不当等引起的不良事件。且口服抗肿瘤药引起的消化道不良反应会导致被照护者营养不良,严重时甚至会推迟下一个治疗周期。皮疹、手脚色素沉着、脚底皮肤起泡等手足综合征,会影响走路、做家务、洗澡等。白细胞、血红蛋白、血小板值低可能会导致发热、感染、出血等风险,严重时甚至会危及生命。

二、居家照护应掌握的技能

1. 照护者及被照护者掌握抗肿瘤药物的正确储存及服用方法。
2. 照护者及被照护者知晓口服抗肿瘤药物可能发生的不良反应。
3. 照护者及被照护者熟悉口服抗肿瘤药物发生不良反应时的照护措施。

跟　我　学

一、口服抗肿瘤药物基础知识

（一）口服抗肿瘤药物分类

1. 口服化疗药　常见的有卡培他滨、替吉奥、依托泊苷软胶囊。

2. 口服靶向药　如吉非替尼、厄洛替尼、阿帕替尼、安罗替尼、舒尼替尼、索拉非尼、伊马替尼等。

3. 口服抗肿瘤中成药　如华蟾素胶囊、复方斑蝥胶囊、鸦胆子油口服液等。

4. 口服内分泌治疗药　如治疗乳腺癌的他莫昔芬、阿那曲唑、来曲唑以及治疗前列腺癌的氟他胺和比卡鲁胺等。

（二）口服抗肿瘤药物不良反应

口服抗肿瘤药物发生不良反应取决于服用药物的类型、剂量及频率。常见的不良反应包括但不限于疲乏、恶心、腹泻、皮疹、脱发、手足综合征、骨髓抑制等。

二、口服抗肿瘤药物居家照护基本原则

1. 按照药品说明书正确储存抗肿瘤药物。如储存时应密封、避光及防潮，没有特殊说明可常温储存。要远离儿童和宠物，以免误服。

2. 在医生的指导下按时、按剂量、规律口服抗肿瘤药物，最大限度地确保用药安全和疗效。不可因身体不适、自己认为无效等情况下，未经医生同意随意增减剂量或停药。

3. 认真阅读药品说明书，了解口服抗肿瘤药物可能发生的不良反应。

4. 出现不良反应应定期复查血常规，异常时要及时联系医生或到医院就诊。

三、口服抗肿瘤药物居家照护方法

（一）正确服用抗肿瘤药物

1. 被照护者出院时，应向医生仔细了解服药剂量、次数及服用方法，并严格执行。

2. 建议使用服药日记卡来保证服用药物的准确性（表2-6-1）。其包括记录每天的服药时间、剂量、服药后不适症状等；未按时服用药物也要详细记录，

并说明原因,与医师沟通时可提供依据。

表 2-6-1　服药日记卡

服药日记卡(封皮)	
服药者姓名	照护者姓名
药物名称	用药方法
医生姓名	医生联系方式
建卡日期	
请每次诊疗携带此卡	

服药卡内容					
填写举例					
服药天数	服药日期	服药时间	药品名称	用量	备注
第 2 天	1月3日	16:00	替吉奥胶囊	2片110mg	恶心
服药天数	服药日期	服药时间	药品名称	用量	备注
第 1 天					
第 2 天					
第 3 天					
第 4 天					
第 5 天					

3. 各种原因漏服药物的应对办法　为了保证药物在被照护者体内浓度平稳,不可随意调整服药间隔,补服药品时要遵循以下三点。

(1)如发现漏服的时间在用药间隔的 1/2 时间内,应立即补服。

(2)如已超过用药间隔的 1/2 时间,则不必补服。

(3)漏服后再次服药时按原时间服用,剂量不得加倍。

4. 口服抗肿瘤药物注意事项

(1)选用白开水或纯净水服药,不宜用茶水、矿泉水、碳酸饮料等送服。因茶水中含有大量鞣质,矿泉水中含矿物质(金属离子等),可能与药物中的蛋白质、生物碱等成分发生相互作用,从而降低药效。

(2)最好取站立位,先饮一口水,湿润咽喉部,然后把药品放入口中,用100~200毫升温水送服。不宜躺着服药或服药后立即卧床,不能干吞药或喝水太少,这两种错误的服药方式容易引起药物性食管溃疡。

(3)片剂不能掰开服用,胶囊包裹的抗肿瘤药不可打开,以减少对胃黏膜的刺激。

(二)口服抗肿瘤药物发生不良反应时照护措施

1. 疲乏　生活规律,保证充足睡眠;尽量满足被照护者饮食需求,饮食品种多样化,增加食欲和营养;鼓励被照护者做力所能及的家务活、听音乐、漫步等方式转移注意力。

2. 皮肤不良反应　发生皮疹时要穿宽松衣物,避免摩擦;避免抓挠瘙痒处;避免阳光暴晒;不能泡浴,可淋浴,但水温不要过热(37~40℃),时间不宜过长(<15 分钟),使用温和清洗剂;使用保湿润肤膏行皮肤保湿。皮疹严重时,应到医院排除是否过敏,再做其他治疗。

3. 消化道不良反应　要清淡饮食、少食多餐。最好服用高蛋白(如豆制品、蛋清等),低脂肪(少油)食物,禁忌食用排骨汤、猪蹄汤等,饮水量>2 500 毫升。恶心可口含硬糖、薄荷糖、柠檬茶或进食偏酸的水果,如葡萄、山楂、石榴、柑橘等;呕吐可以适当使用止吐药物;腹泻时要减少粗纤维的摄入,如蔬菜、水果等,可口服止泻剂,如蒙脱石散,严重时请及时就医。

4. 高血压　部分口服抗肿瘤药物可能会导致血压升高,需要常规监测血压,如出现高血压(收缩压≥140mmHg,舒张压≥90mmHg),应及时就医。

5. 血常规异常　白细胞低下时不去人员聚集的地方;冬季注意保暖;血小板低时避免磕碰,观察皮下有无出血点,刷牙使用软毛牙刷;立即就医,在医生指导下用药。

加　油　站

口服抗肿瘤药物出现以下不良反应时,应停药,及时联系医生咨询服药建议。

1. 血常规　白细胞低于 $3.0 \times 10^9/L$ 或血小板低于 $50 \times 10^9/L$。

2. 严重的消化道反应　口腔黏膜炎,面积≥50%;呕吐频繁;严重腹泻(每日 5 次以上)、腹泻伴有腹痛、血性腹泻或肠黏膜排出等。

3. 严重的手足综合征　抗肿瘤药物剂量累积可引起手掌部和足底红斑性皮肤损害,有肢端麻木、感觉迟钝、感觉障碍及疼痛感,严重时有肿胀、脱屑、皲裂和水疱,称为手足综合征。

4. 出现心悸、呼吸困难、少尿(每天小于 400 毫升)等症状。

划　重　点

通过本单元描述,照护者和被照护者应掌握口服抗肿瘤药物储存注意事项;使用服药卡避免服药错误的发生,早识别、早发现并采取适当保护措施降低不良反应发生;掌握发生不良反应时的应对方法。以此来保证口服抗肿瘤药物安全、有效地使用,提高被照护者的生活质量。

为方便照护者记忆,可记住如下照护口诀。

> 药品说明要细看,药物储存要安全。
> 准时服药要记牢,错时莫把药多服。
> 不良反应不可怕,通过学习识别它。
> 血象定期要复查,感觉异常应注意。
> 医生沟通要及时,居家守护我健康。

试 试 手

思考题

1. 如何正确口服抗肿瘤药物?
2. 口服抗肿瘤药物发生不良反应后如何应对?

(陈 颖)

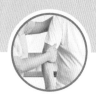

第七单元
放射性核素治疗居家护养

小 案 例

张阿姨,45 岁,诊断为甲状腺癌,手术后医生通知无碘饮食,遵医嘱长期服用甲状腺素片,7 周后行放射性核素碘 -131 治疗。出院后,张阿姨情绪稳定,无碘饮食,在日常生活中如何照护张阿姨? 张阿姨接受放射性核素碘 -131 治疗需要隔离吗? 需要注意哪些方面?

一、家庭照护面临的问题

张阿姨甲状腺癌手术结束出院,日常生活能自理,医嘱无碘饮食。如何购买无碘盐? 日常饮食如何注意? 能否食用虾、紫菜、海带等含碘丰富食品? 她能用碘伏消毒液消毒皮肤吗?

二、家庭照护应掌握的技能

1. 照护者和被照护者熟悉营养知识,能正确选择食物,通过正规渠道购买无碘盐。

2. 照护者和被照护者掌握碘 -131 治疗相关知识,做好防护,减少因治疗带来的不适。

跟 我 学

一、什么是放射性核素治疗

放射性核素碘 -131 治疗是将具有放射性的同位素物质标记在载体上,之后输入人体相应器官,可以在人体的某个器官引起放射性核素浓聚,从而起到照射和内放疗的治疗作用。此类放射性核素治疗适合甲状腺的一些恶性肿瘤，如分化型甲状腺癌。碘-131治疗可彻底清除残留甲状腺中的癌细胞，减少甲状腺癌的复发和转移，具有诊断与治疗的双重作用，可以发现和确定有无新的转移灶。

二、放射性核素治疗前、后照护的基本原则

1. 碘-131治疗前后谨遵医嘱准备饮食和药物。
2. 碘-131治疗后照护者和被照护者的防护原则。
3. 调节情绪，顺利治疗，如有异常，及时就诊。

三、放射性核素治疗后的照护方法

（一）居家环境准备

服碘-131治疗后，因药物影响会有放射性污染，照护者和被照护者应注意防护。最好准备带卫生间的单间给被照护者居住，不近距离接触其他人，特别是孕妇和婴儿。

（二）服药前准备

1. 服碘-131治疗开始前3周内遵医嘱停止服用甲状腺素片。
2. 遵医嘱禁碘饮食，选用无碘盐制作饭菜，禁食紫菜、海米等含碘量高的食物。
3. 禁用含碘的皮肤黏膜消毒剂消毒皮肤，如需消毒，可用75%酒精。
4. 学习相关知识，避免精神紧张，积极配合治疗。

（三）服药后准备

1. 按照约定时间，空腹服药后即刻开始口含酸食（如酸梅），促进唾液分泌。
2. 服药后可在候诊室休息，避免呕吐。服碘-131治疗2小时后方可进食。24小时内多饮水。
3. 有条件的地区，可在核素病房居住。

（四）居家护养

1. 服碘治疗后避免乘坐公共交通工具，避免近距离接触他人，尽快回家。回家后入住提前准备好的带卫生间的单间。被照护者不随地吐痰，大、小便后马桶可冲两次。
2. 服碘-131后，保持居住环境清洁，预防感染。被照护者应保持情绪平和，避免精神刺激以免病情加重。
3. 碘-131治疗后1个月内注意休息，防止劳累，被照护者不要揉压甲状腺。禁碘饮食1周，禁食含碘丰富的海产品和一些中草药，如夏菇草、香附等，

避免刺激性食物,如辣椒、酒等。

4. 服用碘-131 后可出现恶心、乏力、食欲缺乏等胃肠道反应,被照护者可适当多饮温水,必要时服用相关药物对症处理。如有异常情况,及时联系医生处理。

5. 服药后根据医生指导的时间(一般 72 小时后)开始继续服用甲状腺素片,服药 6 周复查。

6. 被照护者和照护者应做好避孕措施,至少半年内避孕。

加 油 站

碘-131 在甲状腺外组织中的分布少,滞留时间短,因此对甲状腺外组织的影响小,常规治疗碘-131 剂量对骨髓、性腺、肝、脾和胃肠道产生的辐射量很低,不会对患者造成明确的远期辐射危害。接受碘-131 治疗的男性和女性患者,在治疗后 6 个月应采取避孕措施。尚无证据显示碘-131 治疗对患者远期的生育能力、流产、死胎及后代先天性缺陷等方面有不良影响。碘-131 经口服后大部分很快被患者的甲状腺组织摄取并滞留在其中,排泄物对周围环境可造成微量的辐射污染,但患者向体外释放的辐射量有限,对周围人群和环境不会造成明确的辐射危害。为安全起见,被照护者 1 个月内避免与婴儿和孕妇接触。

划 重 点

甲状腺癌患者术后进行口服碘-131 治疗能够有效治疗术后癌细胞残留和病情复发的症状,对于患者的身体恢复有较强的辅助作用。但是,在照护中应该密切关注患者的身体状况、饮食情况和用药情况,以此来保证药效的稳定和防止各类并发症的发作。碘-131 射程短、半衰期短,总体对大众的影响很小,在房间内不会有残留。如果是孕妇或婴儿,回避或者隔 3~5 米的距离,可保证绝对安全。

为了方便记忆,可记住如下照护口诀。

甲癌不可怕,谨遵医嘱碘治疗。

用前停药物,禁碘饮食准备好。

服后要防护,孕妇婴儿请远离。

定期来复查,保驾护航身体康。

试 试 手

思考题

1. 什么是无碘饮食？
2. 行碘-131治疗后，孕妇和婴儿需要保持距离吗？

（王翠玲 孙 飞）

第三章
肿瘤患者康复居家护养

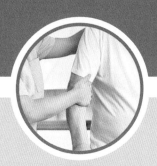

　　抗肿瘤治疗的过程和康复周期较长,住院治疗期间,医护人员可以根据被照护者的情况进行个体化的指导以改善其营养状况、体力活动等。但多数被照护者大部分时间是在家中度过的,包括手术前的门诊检查及手术后的康复阶段、抗肿瘤治疗间歇期及部分被照护者的终末期等。由于医疗技术水平的地区差异及家庭状况等因素影响,被照护者的居家护养观念各有不同。本章将从营养摄入、合理运动、永久性造口护养、性健康、社交焦虑、定期复诊等目前关注度较高的六大问题入手,指导照护者如何进行居家护养,以改善被照护者的营养状况、体力活动,提高被照护者的生活质量。

第一单元
营养摄入不足的预防

牛爷爷行胃癌根治术后辅助化疗,第一周期化疗结束后居家休养时,出现恶心、呕吐等胃肠道不良反应,一周以来牛爷爷食欲减退明显,且仅能强迫自己进食流质食物。到第二周期化疗前,其血浆蛋白、肌肉量等下降明显,导致既定的化疗方案无法继续实施。如何避免出现牛爷爷这样的由于营养摄入不足,而耽误治疗的情况呢?

一、居家护养时营养摄入不足的风险

维持机体正常的生理功能需要摄取营养,肿瘤的生物学特性引起的额外消耗对营养提出了更高的要求。但被照护者可能伴随的食欲减退、恶心、呕吐、腹胀、体液潴留等多种症状,以及肿瘤相关的手术、化疗、放疗等均可能导致进食减少甚至无法进食,致使摄入不足表现得更为突出。

二、居家护养应掌握的技能

1. 照护者和被照护者能够合理安排膳食,保证足够营养摄入。
2. 出现恶心、呕吐等不良反应时,照护者和被照护者熟悉如何调整膳食。

跟 我 学

一、推荐摄入目标量

1. 能量摄入量　卧床的被照护者为 20~25 kcal/(kg·d),活动的被照护者为 25~30kcal/(kg·d)。

2. 碳水化合物供能比为 50%~65%。

3. 蛋白质供能比为 10%~35%，最好达到 1.5~2.0g/(kg·d)。

4. 脂肪供能比为 20%~30%。

5. 水和电解质摄入量   建议全天摄入的水量(包括饮水和食物所含的水)为 30~40mL/(kg·d)，若有呕吐或腹泻，则额外补充。

二、最佳营养素来源

1. 碳水化合物是人类膳食中最主要的能量来源，主要分为糖、寡糖和多糖。最佳来源为蔬菜、水果、全谷物和豆类。

2. 蛋白质的最佳来源是饱和脂肪酸含量低的食物，如鱼、瘦肉、脱皮家禽、鸡蛋、脱脂和低脂乳制品、坚果类、豆类。

3. 脂肪的最佳来源是富含 ω-3 脂肪酸的食物，如鱼、核桃等。

三、摄入膳食小提示

1. 选择健康膳食，多吃水果、蔬菜、全谷物、豆类、坚果类、鱼肉等食品；每天至少吃 400 克非淀粉类蔬菜和水果，每餐食用粗粮。

2. 限制饱和脂肪、加工食品、红肉、精制碳水化合物、酒精和高糖高钠食品的摄入；每周食用红肉少于 500 克。

3. 限制饮酒，每日饮酒量不超过 10 ~20 毫升。

4. 选择健康的烹调方式，减少烧烤、油炸等方式，以蒸、煮、炖、炒为主，减少油、盐、酱油、味精等调料的用量。

5. 适当增加餐次，少食多餐或只要感到饥饿就进餐，提高进食频率。

6. 合理膳食及适当运动，有助于提高被照护者的体能、改善其生活质量和肌肉力量，延长生存期。每周应进行至少 150 分钟中等强度或 75 分钟高强度的运动，即每次 30 分钟(最好 45~60 分钟)，每周至少 5 次，其中至少 2 次为无氧运动，增强肌肉力量。

四、常见的摄入问题及膳食调整策略

(一) 恶心、呕吐

饮用清淡、温凉的饮料，食用酸、咸味较重的食物可减轻症状。避免同时摄食生冷和过热食物，否则易刺激引起呕吐。起床后及运动前吃饼干或吐司，可抑制恶心，运动后勿立即进食。饭后可适度休息，但勿平躺。

(二) 味觉改变

肿瘤患者通常会降低对甜味、酸味的敏感度，增加对苦的敏感度。糖或柠檬可加强甜味及酸味，烹调时可酌情添加，并避免食用苦味强的食物；若觉得肉类具有苦味,可采用浓调味料来降低,亦可用蛋、奶制品、豆类、豆制品或干果类取代,以增加蛋白质的摄取量。

（三）口干、舌麻

进食时应小心咀嚼。为降低口渴的感觉可口含冰块,咀嚼口香糖,饮用淡茶、柠檬汁等。勤漱口但不可滥用漱口药水,保持口腔湿润,防止口腔感染,亦可保护牙齿。

（四）口腔溃疡

避免饮用酒、碳酸类饮料,避免进食酸味强、调味太浓、腌制、温度过高和粗糙生硬的食物,以降低口腔灼热感或疼痛感,细嚼慢咽,可利用吸管吸吮液体食物。

（五）吞咽困难

正餐或点心尽量选择质软、细碎的食物,并以勾芡方式烹调,或与肉汁、肉汤等同时进食,可帮助吞咽。

（六）胃部灼烧感

避免调味品浓厚、炸制、油腻的食品。少量多餐,喝少量牛奶(约一杯),有助于改善症状。

（七）腹泻

多食用低渣食物,以减少粪便体积。注意对水分及电解质的补充,可多选用含钾量高的食物,如去油肉汤、橘子汁、番茄汁、香蕉、马铃薯,亦可用运动饮料补充水分和电解质;腹泻严重时,需考虑清淡饮食,如米汤、清肉汤、果汁或淡茶等。

（八）腹胀

避免食用易产气、粗糙、多纤维的食物,如豆类、洋葱、马铃薯、牛奶、碳酸饮料等。正餐不要喝太多汤汁及饮料,最好在餐前 30~60 分钟饮用,少量多餐。

（九）便秘

多选用富含纤维的蔬菜、水果、全谷类、麸皮、红豆、绿豆等食物。多喝水或含渣的果蔬汁。早晨空腹时,喝一杯温开水、柠檬水或西梅汁有助排便。

加　油　站

居家护养期间应该做到以下几点。

1. 保持理想体重,使之不低于正常范围的下限值,每 2 周定时称重 1 次,并记录(在早晨起床排便后空腹称重)。任何不明原因(非自主性)的体重丢失>5% 时,应及时到医院复诊。

2. 限制能量摄入,每餐七八分饱最好,不能过多,也不能过少,非肥胖被照护者以体重不下降为标准,增加水果、蔬菜的摄入量。

3. 积极运动,每周不少于5次,运动强度、运动时间参照本章第二单元"合理运动"。

此外,即使是卧床的被照顾者也建议进行适合的运动(包括手、腿、头颈部及躯干的活动)。肌肉减少的老年被照护者,提倡进行抗阻运动。

划 重 点

饮食应咸淡适中,切忌过分油腻。保证每日能量摄入,建议每日摄入量按推荐量计算。

为了便于记忆,可记住如下照护口诀。

一个鸡蛋一杯奶,豆浆豆腐适当量。

三四掌心荤菜量,烹调方式宜健康。

两捧蔬菜一拳果,五彩缤纷是关键。

主食摄入要适当,四五拳头常见量。

油盐注意要控量,天然食材增味道。

疾病哪怕再险恶,营养免疫保安然。

试 试 手

思考题

1. 哪些食物包含优质蛋白?

2. 为自己制订一份食物计划表,将每天的食物分成5~6餐,快来试试吧!

(张 倩 陈 林 李俊英)

第二单元
合理运动

小 案 例

刘叔叔,56岁,诊断为肺癌,自确诊肿瘤以来,一直卧床静养,拒绝行体力活动。自确诊后情绪低落,食欲降低,同时拒绝参与娱乐活动。实际上,适度的身体运动是一种有效帮助对抗肿瘤的手段。在肿瘤治疗期间,如何适度地开展运动以提高身体抵抗力呢?

一、被照护者居家护养期间是否需要静养

运动对被照护者的身体机能产生着正向的影响,可调节体内激素水平、炎症状态、免疫功能、肿瘤微环境等,适当的身体运动作为一种抗肿瘤非药物干预(治疗)手段,正在逐渐得到临床医生的认可。而民间常说的"好好休息""静养"等抗肿瘤治疗和康复的观念是一种误区。对被照护者进行专业的运动指导,使其在能力范围内合理运动,可获益更大。

二、居家护养应掌握的技能

1. 照护者和被照护者能够制订合理的运动计划,培养良好的健身习惯。
2. 照护者和被照护者熟悉掌握运动期间的安全事项,选择适宜的运动方式。

跟 我 学

一、合理运动的益处

肿瘤及其治疗通常会带来疲劳、疼痛、抑郁、焦虑、淋巴水肿、更年期症状、

影响神经肌肉功能等不良反应。提高健康意识,同时进行有效的运动干预有助于改善肌肉萎缩,提高肌肉力量、有氧运动能力、心肺功能,改善睡眠质量,减少疼痛和情绪障碍。体力活动的评估和咨询应在确诊后尽早开始,目的是帮助被照护者为耐受和应对治疗做好准备,管理一些与肿瘤有关的症状和治疗相关的副作用。

二、运动前评估

1. 被照护者在进行较大强度体力活动前应评估体力活动的准备度及当前体力活动水平。

2. 需要重点评价的指标　体重指数、血压、贫血史、功能状态,评价确诊之前和当前的体力活动水平,评估进行体力活动的障碍、疾病状态。评估治疗导致的影响因素:疼痛、疲乏、情绪困扰、营养不良等。

3. 酌情评估合并症和治疗效果　心血管疾病、肺部疾病、关节炎、肌肉骨骼问题、淋巴水肿、外周神经病变、吻合口瘘或造口、跌倒的风险评估等。

三、运动方式及时间推荐

1. 在肿瘤治疗与恢复阶段,保证充足的休息至关重要,但是过分强调卧床休息和保存体能也可能导致身体功能受限与肌肉力量下降的发生,使人体难以维持每日基本活动。

2. 考虑被照护者的健康状况和与治疗有关的症状及副作用,被照护者的个体状况可能会影响运动耐力和安全性,因此需要对被照护者的活动方案建议进行个性化调整。最终目的是被照护者进行有效的身体活动(每周 150~300 分钟的中等强度身体活动或每周 75~150 分钟的高强度身体活动,以及每周 2 天或以上的肌肉强化活动)。其中儿童青少年被照护者每天应至少进行 1 小时中等强度或高强度的活动,多动少坐。

3. 达到并保持健康体重,将体重控制在健康范围内,避免体重降低或增加。

四、运动期间的安全提示

1. 伴有骨质疏松或癌细胞骨转移、接受激素治疗者要注意骨折风险。

2. 接受造血干细胞移植的被照护者,要避免过度锻炼,较大强度运动可能对免疫系统产生影响。

3. 有造口者运动前应清空造口袋,抗阻运动应以低阻力开始,并在专业人员的指导下逐步进行,避免接触性运动和导致腹内压过大的运动,并注意预防感染。

4. 周围神经病变者在进行较大强度运动前应评估步态稳定性和平衡性,考虑进行平衡训练;周围神经病变者使用手持式举重器材时,应监测手部感觉,使用带有软／橡胶涂层的哑铃,和／或戴上带衬垫的手套(如骑行手套),可使用抗阻训练器材。

5. 对于目前正在接受化疗、放疗或免疫功能受损者,使用公共场所健身器材时要注意预防感染。

6. 严重贫血的被照护者,除日常活动外应避免运动,直到贫血症状改善后再进行其他活动。

7. 因治疗而感到重度疲乏的被照护者,如果不愿意参与系统的运动,可以每天进行 10 分钟的拉伸。

8. 接受放疗的被照护者应该避免氯暴露,如不要去游泳池。

9. 留置导管或鼻饲管的被照护者应避免接触池水、湖水、海水或其他地方的微生物,避免导管相关感染,同时不建议行导管区域肌肉的阻力训练,以避免导管移位。

加 油 站

记录运动进展设立运动目标,推荐使用手写运动日历,或者携带式运动记录器(运动手环),用智能手机的应用程序记录运动进展,以便专注于运动的持续性,而非运动的时长和强度。此外,采用 S.M.A.R.T 原则设立每日、每周运动目标有助于记录运动的内容。

S 指的是 specific,即目标要具体。

M 指的是 measurable,目标是可量化的。

A 指的是 attainable,目标是可以切实达成的。

R 指的是 relevant,目标要具有相关性。

T 指的是 time-bound,目标要有时间限制。

举例,"周一、周三、周五 10∶00~10∶20,我要慢走并活动关节"。这样能协助自己负责任地设定目标,并且专注于一点一滴地改变,以达到预期的健康目的。

划 重 点

根据被照护者的病情和身体情况,选择适宜的运动项目、运动强度和运动时间,以缓和性的运动为主,如果无法进行长时间锻炼,可尝试拆分运动时间,比如每天 1 小时的运动时间,可以拆分成 3 次,每次锻炼 20 分钟,也可达到运动目的。锻炼开始时,运动量不宜过大,随着被照护者机体功能的改善,再慢慢增加运动量。达到应有的强度后,可以将自己的运动量维持在此水平,不能突然加大和无限加大运动量,以避免发生意外。运动中注意适时休息,如感到身体不适应立即停止运动。

为了便于记忆,可记住如下照护口诀。

健康概念在身边,适当运动多锻炼。

合理运动身体好,健康体魄是个宝。

锻炼之前做准备,正确运动病痛减。

任务不要强拼凑,运动适量莫强求。

每天蹦蹦又跳跳,养成锻炼好习惯。

试 试 手

思考题

试着制订自己的运动计划并将其记录下来吧!

(张 倩　陈 林　李俊英)

第三单元
永久性造口居家护养

小 案 例

李叔叔,因直肠癌行 Miles 手术(腹会阴联合切除的造口手术),肛门被切除,腹壁形成永久性肠造口,不能自行控制排气排便,自觉躯体形象受损,无法接受和适应造口。如何做好造口被照护者的居家护养,以提高其生活质量,并减少其抑郁情绪呢?

一、永久性肠造口被照护者面临的问题

结直肠癌是常见的消化系统恶性肿瘤之一,临床治疗以手术根治性切除为主,部分被照护者术后需要留置永久性肠造口。肠造口后排便方式发生改变,被照护者心理承受巨大打击,极易出现烦躁、焦虑、抑郁等负面情绪,严重者甚至放弃与人接触,排斥参加社会活动。

二、应掌握的永久性肠造口照护技能

1. 照护者和被照护者熟悉更换造口袋的方法。
2. 照护者和被照护者学习提升自我及家庭照护能力。

跟 我 学

一、如何正确更换造口袋

(一) 更换时间

选择合适的造口护理产品,在无渗漏的情况下,建议 3~5 天更换造口袋。

（二）造口袋的选择

1. 推荐选择使用方便、操作简单、薄膜柔软、隔臭功能良好的造口袋。

2. 可根据被照护者的不同情况选择造口护理用品,如术后初期宜选用透明、无碳片的开口袋;康复期可选择不透明造口袋;排泄物稀薄选开口袋,排泄物稠选开口袋或闭口袋;腹部平坦或膨隆选平面底盘;造口回缩选凸面底盘加腰带;视力障碍选透明造口袋;手灵活性差选预开口造口袋等。

（三）清洁周围皮肤及造口

1. 每次更换造口袋时,用清水或生理盐水由外向内清洁周围皮肤及造口,自然晾干,或用纱布、软布、柔软的卫生纸擦干造口周围皮肤。

2. 涂造口护肤粉或氧化锌软膏,完全覆盖于造口周围的缝线至底盘外边缘,切忌用消毒液刺激造口皮肤。

3. 涂造口护肤粉,5~10 分钟后将多余粉末清除,将皮肤保护膜顺时针或逆时针均匀地涂抹在皮肤上,待干燥后形成一层无色透明的保护膜;如果需要,在造口的根部涂防漏膏或防漏贴环。

（四）造口袋更换流程

造口袋内 1/3~1/2 满时,宜将造口袋排泄物排放。造口底盘发白或卷边时宜尽快更换,造口底盘渗漏时应立即更换,具体步骤扫描二维码观看。

1. 宜在清晨空腹时更换造口袋,取半坐位或坐位。

2. 揭除造口底盘时,用一只手按住皮肤,另一只手由上而下轻柔揭除。

3. 用生理盐水或温水棉球、软湿布、柔软的卫生纸或湿纸巾由外向内清洁周围皮肤及造口,再用干纱布、软布或柔软的卫生纸蘸干造口周围皮肤。

4. 按量好的造口根部大小及形状裁剪造口底盘,直径大于造口根部 1~2 毫米。

5. 粘贴造口底盘时,宜对准造口由下而上粘贴,轻压内侧周围,再由内向外轻轻加压。若有造口周围皮肤凹陷,可使用防漏膏 / 条或防漏贴环。

6. 若造口处有支撑棒,可先把造口底盘"一"字形剪开 1~2 处,对准造口把支撑棒及肠管套入后再粘贴。

自主更换造口袋方法

二、肠造口及周围皮肤并发症的预防及处理

提高被照护者及照护者的自我监测意识,关注造口附近是否出现水肿、出血、疼痛、皮肤损害、刺激等症状,一旦出现并发症或造口异常,及时向医护人员反馈,评估内容如表 3-3-1。此外,应避免搬运重物等重体力劳动,避免突然增加腹内压的活动。

1. 造口表面轻微出血时,可在表面涂抹造口粉。

2. 出现造口回缩时,可使用凸面底盘并佩戴造口腰带或造口腹带固定。

3. 造口轻微狭窄时,可在医护人员的指导下,定时扩张造口。

4. 造口周围皮肤出现粪水性皮炎时,要使用皮肤保护剂(防漏膏/贴环、造口粉、造口皮肤保护膜)或水胶体敷料来修复受损皮肤。

5. 造口周围皮肤出现过敏性皮炎时,应停止使用含过敏原的护理用品。

6. 在揭除底盘时,动作应轻柔,可使用黏胶剥离剂,避免因揭除底盘造成的造口周围皮肤机械性损伤。

表 3-3-1　造口评估的项目及内容

评估项目	评估内容
位置	右上腹、右下腹、左上腹、左下腹、上腹部、切口正中、脐部
类型	按时间分为永久造口和临时造口;按开口模式可分为单腔造口、双腔造口和袢式造口
颜色	正常造口为鲜红色,有光泽且湿润。颜色为苍白色提示贫血;颜色为暗红色或淡紫色提示缺血;颜色为黑褐色或黑色提示坏死
高度	造口理想高度为1~2厘米。若造口高度过于平坦或高度回缩,易引起潮湿相关性皮肤损伤;若突出或脱垂,会造成佩戴困难或造口黏膜出血等并发症
形状	可为圆形、椭圆形或不规则形
大小	可用量尺测量造口基底部的宽度。若造口为圆形,应测量直径,椭圆形宜测量最宽处和最窄处,不规则的可用图形来表示
黏膜皮肤缝合处	评估有无缝线松脱、分离、出血、增生等异常情况
造口周围皮肤	正常造口颜色红润,周围皮肤与腹部其他部位颜色一致。若出现造口周围皮肤红、肿、破溃、水疱、皮疹等情况,应判断出现造口周围皮肤并发症的类型
袢式造口支撑棒	评估支撑棒有无松脱、移位、压迫黏膜和皮肤
排泄物	一般术后48~72小时开始排泄,回肠造口最初为黏稠黄绿色的黏液或水样便,量约1 500毫升,排泄物逐渐过渡到褐色、糊样便;结肠造口排泄物为褐色、糊状或软便。若排泄物含有血性液体或术后5天仍无排气、排便等均为异常

三、永久性肠造口康复训练与规律排便

从术后一周开始训练,需要长期坚持,有规律地收缩腹肌,训练方法如下。

1. 腹部按摩加压　取仰卧位或半坐位,使用手掌根部或大鱼际肌,起始部位为脐下,按照顺时针方向用力均匀按摩,每次约 30 分钟。同时收缩腹肌,屏气做排便动作。

2. 便意感受训练　可以在每天用餐 30 分钟后或根据被照护者自身情况拟定时间如厕,3 次 / 天,10 分钟 / 次。

3. 定时进行排便行为训练　每天在相对固定的时间完成排便行为,逐步减少每日排便次数,最好控制在 1~2 次,在其他时间如有排便感觉,可以通过收缩腹肌来控制。

四、日常生活的自我管理

肠造口被照护者在完成住院治疗后开始进入慢性疾病长期护理阶段,被照护者需要对造口的相关问题进行长期有效的自我管理。自我管理水平的提高,对改善健康状况、降低并发症发生率、回归正常生活有重要意义。

1. 饮食管理　多进食富含维生素、新鲜、易消化的食物;多饮水;避免进食高脂肪、辛辣、刺激性食物以及易产气、引起异味的食物。回肠造口和造口狭窄者应尽量避免进食难消化及纤维过长的食物。

2. 运动管理　规律生活,适量参加体育锻炼,可以从散步开始,循序渐进,在耐受的范围内进行运动锻炼。

3. 情绪管理　鼓励被照护者向医护人员倾诉,医护人员应该耐心倾听,并给其相应的心理护理,同时可以鼓励家人给予被照护者物质和精神上的帮助,朋友给予情感支持。学会疏导不良情绪的方法(如听音乐、深呼吸放松、看电视等),并鼓励多与其他被照护者交流,克服恐惧、嫌弃心理。

加 油 站

留置永久性造口居家护养时日常生活的注意事项如下。

1. 沐浴　沐浴当日更换造口袋者,可将造口袋揭除后沐浴,宜用清水清洁造口及周围皮肤;淋浴后不可在造口周围皮肤涂抹润肤霜或油剂;沐浴当日不需更换造口袋者,应将造口袋排空后佩戴造口袋沐浴。另外,回肠造口被照护者沐浴时最好佩戴造口袋;沐浴后擦干造口袋并检查造口袋有无松脱。

2. 社交活动　建议在体力恢复后积极参加社会娱乐活动、造口联谊会等,参与工作和社交活动前宜排空造口袋或更换新的造口袋,并随身携带造口护理用品。

3. 性生活　病情稳定、体力恢复后可恢复性生活。性生活前先检查造口袋的密闭性,最好先排空造口袋或更换新的造口袋。结肠造口者可在灌洗后,粘贴闭口式造口袋或使用迷你型造口袋;可选择使用腹带覆盖造口处。禁止通过肠造口进行性交。性生活存在障碍时,宜向医生或造口专科护士寻求帮助。

4. 游泳　肠造口被照护者在手术切口愈合、体力恢复后,可进行游泳;游泳前应排空造口袋或更换新的造口袋,造口袋周围可粘贴防水胶布或弹力胶贴;结肠造口被照护者,可选择迷你型造口袋或使用造口栓或闭口袋。

5. 旅行　出行前,备足造口护理用品;乘坐交通工具不会对造口产生影响,应避免安全带压迫或摩擦造口;坐飞机时,由于压力的变化,胃肠胀气会多一些,宜使用开口袋或配有碳片过滤的用品;旅行途中,应注意饮用水的安全,避免腹泻的发生。

划 重 点

造口袋的更换是造口被照护者与照护者必须掌握的一项技能,能更好地避免造口手术后的并发症,开始学习时比较难,但反复练习后就会觉得轻松自如。

为了便于记忆,可记住如下照护口诀。

造口袋,很重要,更换口诀要记牢。
备用物,室温调,餐后两时排便少。
上到下,轻撕掉,避免损伤刺激小。
仔细看,皮肤好,疼痛不适免打扰。
湿毛巾,清洁到,量出尺寸裁剪好。
下到上,平按牢,吹风加热效果妙。
三四天,旧袋抛,重新更换不可少。

试 试 手

思考题

1. 肠造口皮肤清洁有哪些注意事项?
2. 如何完成造口袋的更换?

(张　倩　陈　林　李俊英)

第四单元
"性"福与生育力保存

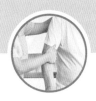

小 案 例

李小姐,28岁,已婚未育,确诊为乳腺癌,进行乳腺癌乳房切除手术后,乳房缺失,自诉术后因身体形象的改变抗拒与丈夫亲密接触,担心乳腺癌复发,也恐惧无法恢复生育能力。如何从生理和心理的角度改善像李小姐这样的被照护者的性功能障碍,并保存其生育能力,从而提高其生活质量呢?

一、患癌被照护者为什么会出现性功能障碍困扰

性功能障碍是许多被照护者在肿瘤治疗过程中潜在的长期并发症。此外,性障碍不仅是被照护者生活质量下降的重要因素,而且还对情感、心理和社会方面具有长期影响。

二、如何保存生育力

随着现代诊疗技术的进步,常规放疗、化疗在提高育龄期女性生存率的同时也会对其生育能力造成不可逆的损害,包括提前绝经、卵巢早衰等,生育力受损是肿瘤治疗严重的并发症之一,那么应该如何保存生育力,提高被照护者的生育力保存意识呢?

跟 我 学

一、性健康

(一) 什么是性健康
世界卫生组织指出,性健康是与性相关的身体、情感、心理和社会幸福的

状态,不仅仅指没有性功能障碍。而性反应受生理、心理、社会、文化和性别之间的相互影响,其中一个或多个因素都会对性反应周期及性健康造成影响。

（二）被照护者的性健康

性健康问题是许多被照护者在肿瘤治疗过程中潜在的长期并发症,包括性自我概念（与身体形象有关）,性关系（与沟通和亲密关系有关）和性功能（与性欲望、性唤醒、兴奋和性满意度有关）等问题,其内涵高度个体化且呈动态变化。

二、性功能障碍

14%~100% 的被照护者存在性功能障碍,其中女性存在最主要的问题是性欲望减退、阴道干燥和疼痛、性兴奋和唤起降低等。而男性最常见的问题是勃起功能障碍、阴茎长度减少、欲望减退和性高潮满意度降低等。

（一）肿瘤治疗期间常见的性功能障碍

1. 手术疗法　睾丸切除术会降低睾丸激素分泌,从而使性欲丧失;前列腺根治术后,骨盆血液供应减少,骨盆内神经受损,难以实现和维持勃起;子宫切除术会缩短阴道,并可能导致生殖器区域麻木;外阴切除术会导致会阴部疼痛和瘢痕形成;卵巢切除术会导致雌激素和睾丸激素水平突然下降,从而导致阴道干燥,阴道萎缩,潮热和性欲降低;乳腺癌术后,对身体形象、自尊心造成影响,从而降低性欲。

2. 化学疗法　化疗相关的副反应也会对性欲产生不同程度的影响,如疲乏、食欲减退、疼痛、焦虑和沮丧等。未绝经的化疗被照护者在治疗期间和之后可能出现更年期的早期症状（潮热、阴道干燥、阴道紧绷以及月经不调或无月经）,如果阴道壁因治疗而变薄,性生活后可能会导致出血。

3. 放射疗法　骨盆放射,特别是阴道近距离放射治疗,可能导致阴道干燥和疼痛。治疗期间不良反应以阴道和外阴黏膜炎、疼痛、溃疡为主。晚期表现主要为阴道纤维化,失去弹性进而出现阴道缩短和狭窄等;毛细血管（脆弱的浅表血管）扩张会出现性交后出血和性交疼痛等。

4. 激素疗法　治疗前列腺癌的雄激素剥夺疗法,会导致被照护者出现性欲减退、勃起功能障碍等。在停止药物治疗后,睾丸激素水平缓慢恢复,但性欲下降和勃起功能障碍等问题却不会随着停药而改善。用于乳腺癌的内分泌疗法,也会导致被照护者出现明显的阴道干燥或萎缩等。

（二）性功能障碍干预及恢复策略

1. 心理社会干预　正常的性功能是一种生物心理过程,不仅依赖于内分泌、血管和神经系统,还依赖于心理因素。干预方法主要分为个人心理治疗、交互式心理治疗、团体心理治疗、夫妻共同心理治疗等。干预内容主要包括支持性心理治疗、认知行为疗法等。支持性心理治疗的目标是识别情感表达,而认知行为疗法的重点在于身体形象与自我认同。

2. 性辅助工具　全面了解个人和配偶性行为,并结合适当的性助剂,对被照护者性功能障碍的治疗有积极作用。女性的性辅助工具包括阴道扩张器及振动器等。而对于睾丸激素大量损失,阴茎神经损伤或阴茎血流减少的男性,辅助用具包括振动辅助设备,如真空勃起装置、充气式阴茎假体和阴茎支撑环等。

3. 保湿润滑类器具　主要用于治疗阴道干燥或萎缩等问题。分为激素类和非激素类产品。阴道保湿剂或润滑剂是非激素类产品,保湿剂用于改善阴道组织弹性和舒适度,以减少性活动期间干燥或不适等。

4. 骨盆底锻炼　常见的骨盆底物理疗法包括阴道内触发点按摩技术、骨盆底肌肉强化和放松运动,如凯格尔运动,每次收缩骨盆底肌肉 10 秒钟,然后放松,连续 10~20 次,每天 2~3 次(图 3-4-1)。其目的是改善阴道旁组织的柔韧性,降低张力,提高强度并增加流向骨盆底肌肉的血流。骨盆肌锻炼可以改善被照护者对骨盆底肌肉的控制,减少性交时遇到的疼痛。

三、被照护者生育力保存

(一) 什么是生育力保存

生育力保存是指使用辅助生殖技术对患有肿瘤且需要生育的成人或儿童提供帮助,保护其生殖内分泌功能并获得遗传学后代。目前,我国 2/3 的年轻患癌被照护者生育力保存意识较淡薄,也对治疗引起的危害缺乏系统认知。

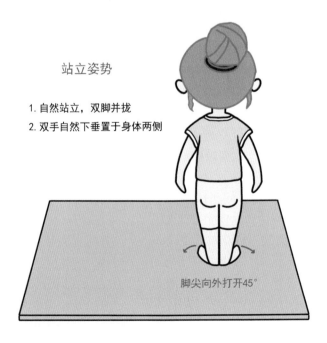

站立姿势

1. 自然站立,双脚并拢
2. 双手自然下垂置于身体两侧

脚尖向外打开45°

站立姿势

1. 自然站立，双脚并拢

2. 双手自然下垂置于身体两侧

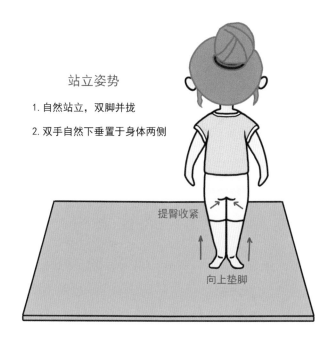

提臀收紧

向上垫脚

腹式呼吸法

平躺屈膝，双脚导拢，双手放于腹部

吸气时腹部鼓起

吸气

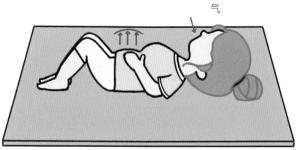

腹式呼吸法
平躺屈膝，双脚并拢，双手放于腹部

吐气时腹部凹进去

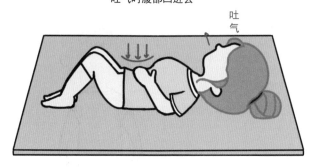

平躺姿势缩阴运动
平躺屈膝，双脚与肩同宽，双手放于身体两侧

夹紧保持几秒

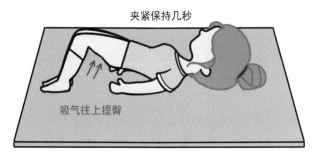

平躺姿势缩阴运动
平躺屈膝，双脚与肩同宽，双手放于身体两侧

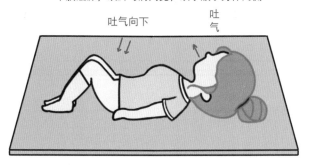

趴跪姿势缩阴运动

屈膝跪地，手掌放于地面，腰部与地面平行

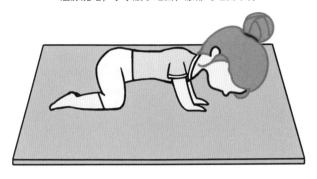

趴跪姿势缩阴运动

腰部向下放，头部向上抬，尽量弯曲上半身

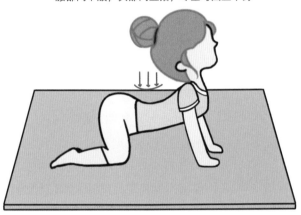

趴跪姿势缩阴运动

身体向上拱，收紧腹部，头向下沉

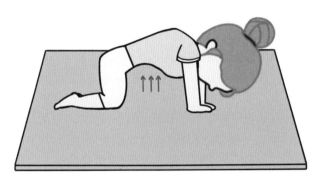

图 3-4-1　凯格尔运动图示

（二）生育力保存方法

1. 女性被照护者生育力保存方法

（1）胚胎或卵母细胞冷冻保存：是目前安全、成熟且公认的生育力保存方法，但要求必须是在合法婚姻状态下才能实施。

（2）卵巢组织冻存：对于青春期前的女孩及不能推迟肿瘤治疗的被照护者，卵巢组织冷冻保存是唯一选择。

（3）促性腺激素释放激素激动剂：通过促性腺激素诱导的卵巢静止和卵巢血流减少对女性卵巢产生保护作用。

（4）卵巢移位：是指为了有效减少卵巢在放疗中的受照剂量，防止卵巢功能丧失，利用手术将卵巢移位至盆腔放射野外。

2. 男性被照护者生育力保存方法　精子冷冻保存、睾丸组织冷冻、冻存精原干细胞、抑制活跃的生精细胞，其中冻存精原干细胞对于青春期前的男孩，是保存生育力的唯一可能途径。

加　油　站

在肿瘤治疗方案实施前，被照护者及其照护者应积极参与生殖保护方案的制订。肿瘤科医生与生殖科医生共同根据被照护者年龄、肿瘤类型及特点等实际情况进行综合评估，并结合被照护者的婚姻状况及其意愿，确定个体化的生殖保护方案。

划　重　点

性健康是被照护者特殊的康复环节，应将性康复训练加入治疗前的预适应训练中，以此降低术后被照护者进行性康复的心理负担。通过预先学习性健康相关知识，了解肿瘤与性健康之间的关系，及通过训练逐步恢复并进入性生活，纠正被照护者在性生活中存在的错误认知，逐步健全患癌被照护者的性健康康复体系。

为了便于记忆，可记住如下照护口诀。

"性"福生活要重视，莫要耻于问出口。

纠正认知是主要，生育保存要提前。

预训练中先适应，逐步恢复性健康。

试 试 手

思考题

1. 自我评估一下,自己是否存在性健康问题。
2. 和配偶一起沟通交流,肿瘤治疗是否给彼此带来了性困扰。

(张 倩 陈 林 李俊英)

第五单元
社交焦虑应对

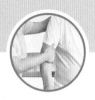

小 案 例

刘阿姨,自确诊肿瘤以来,整天闷闷不乐,经常会觉得焦虑、恐惧、无助、忧虑,甚至不愿意与之前的朋友见面。刘阿姨的家人和朋友以及社会应该如何帮助她缓解焦虑和抑郁情绪?

一、被照护者存在的人际交往困境

很多被照护者确诊肿瘤之后感到孤独,害怕家人担心,不想告诉家人。或是害怕外人知道,担心受到社会的歧视或者误解,以上情况都会导致社会支持的缺乏,进而感到焦虑不安、恐惧,睡眠和饮食没有规律,开始"谈癌色变"。而这些社交焦虑会进一步加重被照护者的焦虑和抑郁情绪,从而影响疾病的治疗进展。

二、应掌握的技能

1. 照护者和被照护者掌握改善社交焦虑的技巧。
2. 照护者熟悉在不同阶段如何改善被照护者的社交困扰。

跟 我 学

一、被照护者的社交焦虑

肿瘤本身会使被照护者心理负担加重,巨额医疗费产生的经济压力以及害怕遭受亲朋嫌弃从而导致情绪不稳定,使被照护者在工作、生活等人际交往中深感不便。再加上社会竞争激烈,家庭负担增加及个人生活质量下降,也会使被照护者出现强烈的失落感和危机感,从而导致社交焦虑。

二、缓解被照护者社交焦虑的有效策略

1. 社会支持 是来自个体之外的各种支持的总称,主要包括父母、亲戚或朋友等给予的精神或物质上的帮助。帮助被照护者,鼓励其参加社区举办的集体活动,走出家门,丰富其精神文化需求。

2. 同伴支持教育 建立病友支持群体。在心理健康方面,除来自家庭方面的照顾,病友作为有着相似生活经历的群体,他们之间有更多共同话题,更能够理解彼此的处境,理解彼此内心的想法和生活状况。

3. 理性情绪行为疗法 通过鼓励被照护者表达内心的真实想法,帮助他们辩论非理性信念,并将其转化为理性信念。制订健康应对策略,帮助被照护者提高应对能力,降低病耻感,增强自尊,尽快回归社会。

三、不同阶段,照护者如何改善被照护者的社交困扰

1. 疾病初诊时 多数被照护者刚开始都无法接受患癌的事实,此时照护者需要给予其最大的支持。在被照护者面前,照护者需要控制自己的情绪,用积极向上的情绪影响被照护者,鼓励其与疾病作斗争。有时候,聆听也是一种好方法,照护者可以引导被照护者说出内心的感受,为其缓解内心的痛苦。

2. 治疗期间 被照护者可能会因为治疗产生的不良反应而出现心情烦躁、虚弱不堪等情况。此时被照护者不仅需要精神安慰,还需要无微不至的照顾,照护者应尽可能多地待在被照护者身边,给予鼓励与安慰。此外,尽可能多地了解被照护者的病情、治疗方案、治疗引发的不良反应等,以更好地向其进行解释。多与医生或其他被照护者沟通,学习如何减轻被照护者的不适感和痛苦。

3. 康复期间 肿瘤治疗是一个长期、艰苦的过程,家属需要做好打"持久战"的心理准备,和被照护者一起制订切实可行的治病或养病计划。计划的内容包括饮食时间、作息时间、散步和锻炼身体时间。被照护者在病痛的折磨下,脾气容易暴躁,这时就更需要照护者耐心地适应被照护者,并尽量分散注意力,让被照护者多一份快乐。照护者应理解被照护者被疾病折磨的痛苦心情。和谐、温馨的家庭环境对被照护者的康复非常重要,是任何药物都无法替代的。

加 油 站

有学者提出,将肿瘤夫妇当作一个情感系统看待,将亲密关系视为被照护

者可以使用的资源。通过调适被照护者与配偶的亲密关系,提高密切程度,从而改善被照护者与配偶对肿瘤的心理适应能力和生存质量。促进被照护者与配偶亲密关系的策略如下。

1. 亲密加强疗法(intimacy enhancing therapy,IET)　是指在人际互动过程中,夫妻双方通过沟通、分享与理解,对彼此共情回应实现"关系加强"或"关系妥协",从而增加亲密和温暖的感觉。具体体现在医务人员提供专业亲密沟通技巧并指导被照护者进行练习,指导双方学会分享亲密关系改变,以提高被照护者享受亲密关系的自我效能。

2. 情绪自我表露(emotional disclosure,ED)　是基于关系意识模型和亲密人际过程理论,指导夫妻双方真诚地向对方表达自己的情绪信息,它是夫妻双方提供情绪支持的重要方法,能够帮助被照护者与配偶正视疾病话题,彼此信任和帮助。谈话内容主要围绕训练被照护者表达自己有关肿瘤的想法和感受的沟通技巧;鼓励彼此换位思考,共情体验对方感受;反省性倾听(总结回顾对方说过的话)。

划　重　点

人际交往和人的疾病康复有着密切关系。被照护者在与别人交往过程中相互倾诉各自的喜怒哀乐,进行感情交流,能够获得心理上的满足,增进彼此之间的亲密感,使心理、生理系统保持应有的平衡,从而有益于疾病的缓解与康复。

为了便于记忆,可记住如下照护口诀。

社交困扰不恐惧,家人同伴都来帮。
情绪不满多表达,共情体验促理解。
亲密关系是资源,换位思考共体验。

试　试　手

思考题

试试看上述措施能否缓解自己的社交焦虑呢?

(张　倩　陈　林　李俊英)

第六单元
定期复诊

小 案 例

吴先生,患了结肠癌,在当地的肿瘤医院进行了根治性切除,术后恢复情况尚可。医生叮嘱被照护者务必定期复诊,但吴先生觉得自己情况稳定,不需要复诊。3个月后,结肠部位的肿块又发展起来了,而且这一次来势更迅猛,等到察觉时,已经广泛转移。被照护者在完成治疗后,该采取怎样的复诊方案,以避免出现吴先生这样病情恶化情况呢?

应掌握的知识

1. 照护者和被照护者熟悉定期复诊计划。
2. 照护者和被照护者熟悉定期复诊时应向医护人员反馈的患病信息。
3. 照护者和被照护者能够识别紧急症状,必要时及时就诊。

跟 我 学

一、定期复诊

定期复诊是指院方要求对被照护者按照一定时间间隔定期前来就诊,院方对被照护者的一般情况、疾病相关情况、康复锻炼情况、用药情况、治疗不良反应、心理状态、疾病康复、依从性等多方面进行评估与指导,以便及时采取相应的临床干预措施,有利于被照护者的康复和预后。同时是改善被照护者心理问题和生活质量的重要环节,是被照护者综合诊治的重要部分。

二、定期复诊的内容及方式

被照护者在积极治疗的同时,要注意定期复诊。复诊项目主要包括:血液检查,如肿瘤标志物、肝功能、肾功能等;相应部位的影像学检查,如超声、CT、磁共振等。复诊的方式包括医生上门(家庭)复诊、电话复诊、门诊复诊、社区复诊、互联网线上复诊等多种形式。

三、定期复诊的时间间隔

定期复诊的频率应与复发的风险平行。治疗后最初 2 年内,每 3 个月至少复诊 1 次,2 年后每半年复诊 1 次,超过 5 年后每年复诊 1 次。但各种肿瘤的特点不同,复诊的时间间隔也不同。如乳腺癌术后 2 年内复发和转移的风险较高,复诊时间间隔应短,一般每 3~6 个月复诊 1 次;3~5 年内每 6~12 个月复诊 1 次;术后 5 年以上的被照护者肿瘤复发和转移的风险明显降低,复诊时间间隔可适当延长,一般每年 1 次。

加 油 站

被照护者在康复期内,如果出现下列情况之一时,无论是否到达预定复诊时间,均应及时找医生就诊,并做相关检查。

1. 持续的疼痛,尤其是出现在固定部位并逐渐加重。
2. 无明确诱因的某部位肿胀或肿块。
3. 难以解释的恶心、呕吐、食欲缺乏、腹泻或便秘。
4. 不明原因的消瘦、体重减轻。
5. 持续性咳嗽或发热。
6. 异乎寻常的皮疹或出血。
7. 医护人员曾提醒过的任何症状和体征。

划 重 点

正常情况下,原癌基因维持细胞正常功能,但是当它们被激活时,细胞就会偏离正常途径,向恶性细胞转化,成为癌细胞,并无限制地生长。抑癌基因与原癌基因的作用相反,当其失活或缺失时,正常细胞就向恶性方向发展,于是人就会患肿瘤。发现肿瘤后,手术、放疗、化疗只是将已经发现的肿瘤进行切除、杀死,但癌细胞不一定会完全被清除,某些部位甚至可能已潜伏着未被发现的病灶和微转移灶。当机体抵抗力降低或者肿瘤细胞增殖旺盛时,肿瘤可能再次"兴风作浪",造成复发或转移。而通过定期复查及随访可以尽早发现复发或转移灶,从而争取更多的治疗时间。因此,定期复查非常必要,及时发现才能及时治疗。

为了便于记忆,可记住如下照护口诀。

身体不适须就诊,病情变化急就诊。

异常症状要重视,定期复诊促健康。

试 试 手

思考题

试试与医护人员沟通自己的复诊计划并记录在册吧!

(张 倩　陈 林　李俊英)

第四章
肿瘤患者实用居家护养技术

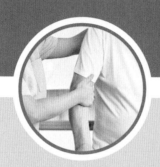

　　随着医疗技术的发展,各种引流管在疾病治疗和维护生命等方面发挥着重要作用。部分肿瘤患者在出院后仍需要带管回家,因此本章会同大家重点分享腹腔引流管居家护养相关技术。

　　与此同时,运动康复的居家护理、中医适宜技术、正念冥想及精油按摩技术在促进患者康复,提高患者居家护养生活质量方面发挥着重要作用。本章将围绕以上实用居家护养技术,指导被照护者及照护者正确施行居家护理,减少被照护者安全风险,以保证被照护者的最佳疗效,提高照护者与被照护者居家护养能力,从而延长生命、提高生活质量。

第一单元
腹腔引流管居家护养技术

小 案 例

王叔叔,55岁,诊断为结肠癌,确诊后,王叔叔在全身麻醉下行结肠癌根治术,术后带腹腔引流管回病房。经过一段时间的治疗,王叔叔病情稳定,恢复良好,根据评估,医生嘱其带腹腔引流管出院,一周后回医院拔管。那么,在王叔叔出院后,该如何在日常生活中进行居家管路护养呢?

一、家庭照护面临的问题

王叔叔出院后处于居家状态,因治疗环境改变及自我护理能力缺陷,院外可能发生引流管意外脱出、引流管堵塞、引流不畅的情况,也可能发生引流液外渗引起引流管周围皮肤感染或损伤。

二、家庭照护应掌握的技能

1. 照护者和被照护者能了解放置腹腔引流管的作用和目的。
2. 照护者和被照护者能正确观察识别引流液颜色、性质、量的异常以及引流管堵塞的情况。
3. 照护者及被照护者能掌握自行更换引流袋的技能及应急处理引流管意外脱出的紧急情况。

跟 我 学

一、什么是腹腔引流管

腹腔引流管是患者在进行腹部手术时,医生根据手术性质及手术需要在

137

患者腹腔内放置的橡皮引流管,通过压力、重力、负压吸引等,将腹腔内的液体引流至体外,从而减少机体对渗出液毒素的吸收,防止腹腔脓肿的发生。

二、为什么要放置腹腔引流管

腹部外科手术后放置引流管是临床常用的治疗手段之一,放置引流管的目的一方面是引流出腹腔残存的液体(血液、分泌物、渗出液),使体内积存的液体排出,降低感染率,避免压迫及刺激周围皮肤组织,以促进伤口愈合。另一方面是便于术后对腹腔情况的观察,及时发现可能出现的问题,便于及时有效给予相应处理。

三、腹腔引流管的居家护理注意事项

1. 观察引流液　观察引流液的颜色、性质及量。引流液为黄色或者淡血性液为正常。如果引流出黏稠肠液,提示有胃肠漏;引流出稀薄半透明液体,提示有胰漏;引流出脓液则提示有感染。正常胆汁是黄色,引流出绿色或墨绿色胆汁说明胆汁不通畅,可能有感染,如引流管有胆汁流出,则提示有胆肠吻合漏。

2. 每天倾倒并记录引流液　用量杯测量引流液,注意量杯放置在水平面上,视线与液面相平。任何一个腹腔引流管,每小时引流出大于100毫升血液,说明有明显的活动性出血,应及时前往医院行相关检查。

3. 保持引流通畅　避免引流管扭曲、打折(图4-1-1),为防止引流管堵塞,还可以间断地挤压引流管。注意平卧时引流管应该低于腋中线,站立或活动时应该低于腹部切口,以防止引流液逆流,引起感染。

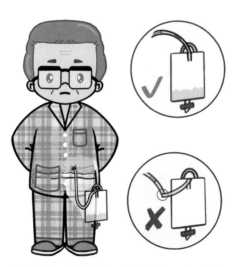

图 4-1-1　保持腹腔引流管通畅,防止打折

4. 观察伤口周围皮肤　观察置管伤口处的敷料是否清洁干燥,如果有渗血、渗液导致伤口周围皮肤浸渍,应严格按照医嘱按时到医院换药,避免感染。

5. 日常生活注意事项　妥善固定导管,穿宽松柔软衣物,以防引流管受压。尽量选择擦浴,并用塑料保鲜膜覆盖引流管口处,以免增加感染概率。日常活动避免提取重物或过度活动。

6. 异常情况及时就医　如果在家有腹痛、发热、寒战等情况及时就医。

四、腹腔引流管意外脱管的应急处理

一旦发生脱管意外,要立即捏住脱管部位的皮肤,或用干净的纱布覆盖住洞口,防止气体及细菌进入发生感染,再立即到附近医院就诊。

加 油 站

放置腹腔引流管不仅用于手术后引流,也用于腹水引流治疗。腹水是腹腔中液体异常积聚、增多,而身体不能将其吸收导致的结果。腹腔中的液体如果达到 200 毫升以上就认为是腹水。

腹水形成的原因非常多,80% 以上的患者在临床上都与肝硬化有关,晚期肝癌患者多伴有腹水形成,其他肿瘤患者出现腹水的原因主要与肿瘤转移、肿瘤种植有关。

腹水引流导管居家护理注意事项基本与术后腹腔引流导管居家护理相同。特别需要注意的是,引流腹水不宜过快、过多,一次不宜超过 3 000 毫升或严格遵循医嘱。

划 重 点

留置管路的居家护理要求照护者及被照护者学习并掌握各类留置管道的居家护理技术。学会固定引流管;观察引流液的颜色、性质、量;保持引流管道通畅;针对不同留置管道采用相对应的居家护理措施,有利于预防术后并发症,减轻被照护者居家带管的不适,从而提高生活质量。

为了便于记忆,可记住如下照护口诀。

留置管道固定妥,观察颜色、性质、量。

翻身活动须注意,谨记引流要通畅。

意外脱管要冷静,及时就医寻帮助。

试 试 手

思考题

1. 腹腔引流管的居家护理注意事项有哪些?
2. 腹腔引流管意外脱管的应急处理方法有哪些?

（李旭英　朱小妹）

第二单元
运动康复技术

小 案 例

张爷爷,70岁,诊断为胶质瘤,开颅手术之后经过一段时间治疗,病情稳定,恢复良好,目前处于恢复期,左侧肢体活动不灵。医生评估后嘱张爷爷出院,1个月以内根据放疗计划行后续治疗。那么,在张爷爷出院后,针对左侧肢体活动不灵,该如何在日常生活中进行居家康复护理呢?

一、家庭照护面临的问题

张爷爷出院后处于居家状态,因治疗环境的改变及自我护理能力缺陷,院外可能发生肌肉萎缩、神经肌肉反应性降低、废用综合征等一系列生理功能衰退的表现。作为照护者,对于运动康复照护知识了解较少甚至存在知识空白。由于被照护者存在不同程度的功能障碍,照护者需要协助其生活起居,进行康复锻炼等,对照护者的体力及精力要求极高。同时,照护者也面临心理压力,需要得到鼓励和肯定的情感支持。

二、家庭照护应掌握的技能

1. 照护者和被照护者能了解尽早实施康复治疗与护理的重要性,不发生或减少发生并发症,提高日常生活能力。
2. 照护者和被照护者能正确实施运动康复技能。

跟 我 学

一、为什么要进行运动康复

运动康复一般是利用器械、徒手或者患者自身力量,通过某些运动方式,如被动或主动运动等,使患者达到恢复、改善、重建全身或局部运动功能、感觉功能的训练方法。它有助于促进血液、淋巴回流,防止或减轻水肿,改善或恢复关节活动范围,放松肌肉,预防关节挛缩和肌肉萎缩,提高患者肌力、耐力、心肺功能和平衡协调能力。

二、运动康复技术的居家护理注意事项

1. 关节活动技术　活动前照护者一定要评估被照护者的一般情况,活动中要及时询问被照护者,出现疼痛时,酌情调整运动范围。被动运动时,应参照健侧肢体关节活动范围进行全关节无痛活动,其活动范围是正常的50%~60%。活动先从健侧开始,然后再活动患侧,从大关节逐步过渡到小关节,如肩关节外旋、外展和屈曲,肘关节伸展,腕和手指伸展,动作应缓慢、轻柔、平稳,避免冲击性运动和暴力。每个关节做3~5遍,每日2~3次。主动运动是由患者肌肉主动收缩产生的关节活动范围,可以从床上翻身训练、桥式运动开始(图4-2-1)。被照护者呈仰卧位,双上肢伸展平放于床面,双下肢屈曲,足踩床面,慢慢地抬起臀部,维持一段时间后慢慢放下。主要是训练腰背肌群和伸髋的臀大肌,然后再在坐位、立位、步行中进行训练。训练过程中,一定要视病情改善程度每日或每次对活动度进行调整,保障被照护者安全的同时逐步增大活动范围。

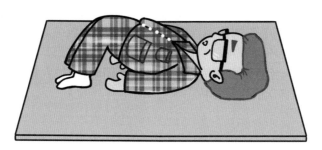

图 4-2-1　桥式运动

2. 肌力训练技术　根据超量负荷的原理,通过肌肉的主动收缩来改善或增强肌肉力量。如被照护者肌力为1级或2级时,可以进行徒手肌力训练;当肌力达到3级以上,可以进行主动抗重力或抗阻力肌力训练。

3. 平衡训练　由易到难。①坐位平衡训练:静坐,保持头部和躯干中立位,肩关节外展、外旋,肘关节伸展,腕关节背伸,髋关节、膝关节、踝关节屈曲90°,双足踏地与肩同宽,坐位平衡训练直至自己能控制调整到稳定体位。②立位平衡训练:坐位站起,双足后移,屈膝大于90°,躯干伸直前倾,双肩和双膝前移超过脚尖,然后髋、膝伸展站起。可逐步进行扶助站立、平衡杆内站立、徒手站立等,达到自动态立位平衡。照护者一定要时刻注意被照护者的安全,预防跌倒,避免造成被照护者再次损伤和增加心理负担。

4. 步行训练 出现步行障碍者需要进行步态训练,步行训练量宜小,以免出现过度训练导致膝反张、足内翻等情况发生。步行早期可行侧方辅助行走,照护者站在患侧,一手握住被照护者的患手,使其掌心向前,另一只手放在被照护者的腋下,帮助其缓慢行走。或者行后方辅助行走,照护者站在被照护者的后方,双手分别放置在被照护者髋部,防止在行走时出现髋关节上抬、画圈步态等异常姿势并及时纠正(图 4-2-2)。凡被照护者能完成的动作,应鼓励其自己完成,不要辅助过多,以免影响以后的康复训练进程。

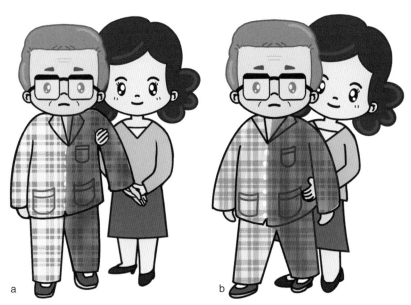

a. 侧方辅助行走;b. 后方辅助行走。

图 4-2-2 步行训练

三、肿瘤患者居家运动康复,如何做好安全教育

照护者应避免造成二次损伤,如跌倒、坠床等造成骨折、肌肉损伤。房间设置应适合被照护者,家具只需必要的设置,光线明亮、地面防滑,尤其是卫生间应设置扶栏。衣物应穿脱方便,鞋应防滑,禁止穿拖鞋,以防摔倒。

加　油　站

由于康复护理的主要服务对象是各种原因引起的功能障碍患者,这些功能障碍可能是暂时的,但大多数是长期伴随,为增强其自理能力,消除或减轻伤、病、残者身心和社会功能障碍,更强调自我护理,使其掌握自我护理技巧,减少对他人的依赖性,从而由被动接受他人护理变为自己照料自己的自我护理,提高其生存质量。在实施运动康复技术时,首先应掌握好适应证,对于不同部位肿瘤的被照护者应选择不同的运动治疗方法。其次应循序渐进,运动内容由少到多,程度从容易到难,运动量由小到大,使被照护者逐渐适应。再次应持之以恒,大部分的运动康复技术需要经过一定的时间才能显示出疗效,尤其是年老体弱者、神经系统损伤者。最后需要及时调整方案,因人因病制订出个性化的运动康复方案,这样才能取得理想的效果,使被照护者尽快重新回归家庭、回归社会。

划　重　点

肿瘤患者运动康复的居家护理,要求照护者及被照护者应该学习并掌握关节活动技术、桥式运动、平衡训练、步行训练的关键要点,认识到尽早实施康复治疗与护理的重要性,不发生并发症,提高日常生活能力,从而提高生活质量。

康复治疗是一条漫长又充满艰辛的道路,照护者除了要帮助被照护者进行身体护理外,也需要进行心理疏导,一定要坚定信心,争取早日回归正常生活。

为了便于记忆,可记住如下照护口诀。

居家平卧多翻身,被动＋主动多练习。
桥式运动动作缓,适度屈膝与屈髋。
功能锻炼要坚持,加强保护与安全。
积极乐观树信心,顺利康复再回归。

试 试 手

思考题

1. 如何在家进行肢体被动运动？
2. 居家运动康复如何做好安全教育？

（王 睿）

第三单元
中医适宜技术

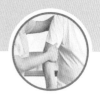

小 案 例

刘阿姨,58 岁,诊断为乳腺癌,确诊后,刘阿姨在全身麻醉下行乳腺癌改良根治术。患者化疗后出现了恶心、呕吐、失眠等症状。那么,如何应用中医适宜技术对患者进行居家调护,具体有哪些方法呢?

一、家庭照护面临的问题

乳腺癌根治术辅以术后化疗治疗疾病,虽可控制病情,但手术及化疗可给患者机体带来一定损伤,刘阿姨出院后处于居家状态,因乳腺癌术后化疗后常出现失眠和胃肠道反应等,严重影响其睡眠质量和生活质量。治疗乳腺癌时给予其有效的中医护理干预可改善其睡眠质量,预防其他不良反应和并发症的发生,改善患者预后。

二、家庭照护应掌握的技能

1. 照护者和被照护者能了解中医适宜技术的作用和目的。
2. 照护者和被照护者根据症状选择合适的中医技术,改善失眠、胃肠不适等常见问题。
3. 照护者及被照护者能掌握居家适宜中医技术,且熟练应用于日常生活中。

跟　我　学

一、什么是中医适宜技术

中医适宜技术通常是指安全有效、成本低廉、简便易学的中医药技术,现代临床医学也称为"中医传统疗法""中医特色疗法"等。作为祖国传统医学的重要组成部分,其内容丰富、范围广泛、历史悠久,具有"简、便、效、廉"的特点,是中医诊疗的特色之一。近年来得到广泛应用,包括穴位贴敷、穴位按摩、艾灸、中药热熨、中药熏蒸、拔火罐、经络推拿等。

二、为什么要应用中医适宜技术

为患者实施经络艾灸、穴位贴敷等可取得散寒祛风、化瘀活血以及活络通经等治疗效果,可明显减轻其肿胀及胃肠道等不良反应。如果术后不良反应未能及时解决可能会导致脏腑功能受损并形成恶性循环,对疾病进展产生影响。中医适宜技术疗效较好、成本低廉、简单易行、便于实施,患者在家即可操作。选用合适的中医技术对患者进行干预可减少术后并发症,直接关系到患者生存质量和生活水平。

三、中医适宜技术内容及注意事项

（一）艾灸

1. 施灸方式

（1）雀啄灸:手持点燃的艾条,像小鸟啄食一样,对准穴位进行一上一下的施灸。雀啄灸给施灸部位一个变量刺激,从而达到疏通经络,激发经气的效果。

（2）回旋灸:手持点燃的艾条,与施灸的穴位皮肤相距 3 厘米左右,不固定地反复旋转施灸,或顺时针,或逆时针,以患者感觉施灸部位温热潮红为宜,能给以较大范围的温热刺激。

（3）温和灸:手持点燃的艾条,对准要施灸的穴位或部位,在距离皮肤 3 厘米左右处进行悬灸,同样以患者感觉施灸部位温热潮红为宜,使患者有温热而无灼痛。

2. 施灸时间与方法　每个穴位持续治疗 1~2 分钟,直至患者皮肤出现潮红、温热感,灸毕各穴位轻轻按摩 3~5 分钟。

3. 取穴

（1）足三里穴:为足阳明胃经之合穴,具有调和气血,降逆止呕,强壮保健,扶正培本的作用,艾灸足三里穴有健脾和胃、调和阴阳的功效,对治疗乳腺癌化疗后呕吐有很好的辅助作用(图 4-3-1)。

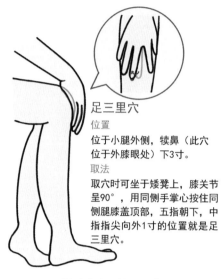

足三里穴

位置

位于小腿外侧，犊鼻（此穴位于外膝眼处）下3寸。

取法

取穴时可坐于矮凳上，膝关节呈90°，用同侧手掌心按住同侧腿膝盖顶部，五指朝下，中指指尖向外1寸的位置就是足三里穴。

图 4-3-1　足三里穴

(2)中脘穴:是人体气机升降枢纽,六腑之气汇聚之处,可调节六腑气机,有升清降浊之功。灸中脘穴,是借灸火的热力,艾的行气起到活血、祛湿、逐寒的功效,通过温通经络,以调和脾胃失常,从而使清气上升,浊气下降,气机调畅,防止胃痛和呕吐(图 4-3-2)。

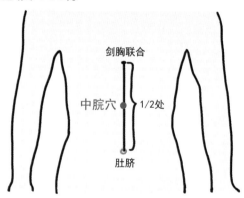

位置

在上腹部，前正中线上，脐中上4寸。

取法

仰卧位：沿前正中线向下触摸，找出胸骨体与剑突间形成的凹陷，即剑胸联合；剑胸联合与脐中连线的中点，即为本穴。

图 4-3-2　中脘穴

(3)神阙穴:为经络之总枢,有健脾和胃,降逆止呕,温补肝肾之功效。对这个部位进行艾灸,不仅可以培元固本,同时还可以和胃理肠,对于胃部疼痛、恶心、呕吐具有调节作用(图4-3-3)。

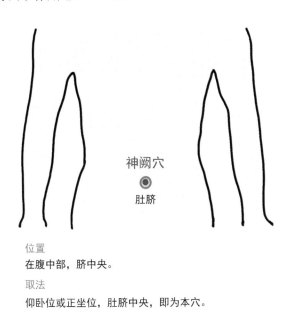

位置
在腹中部,脐中央。

取法
仰卧位或正坐位,肚脐中央,即为本穴。

图 4-3-3 神阙穴

(4)合谷穴:属手阳明大肠经,属阳经,可清泄阳明胃肠,理气止呕,艾灸合谷穴,具有很好的行气活血,通调气机的效果,对乳腺癌化疗后呕吐也有缓解作用(图4-3-4)。

(二) 穴位按摩

1. 按摩方式

(1)点按:在穴位处用按摩棒或者指腹使劲向下按压。

(2)揉按:在穴位处旋转揉捏的同时向下按压,可用指腹、手掌、掌根等,根据穴位所在部位灵活运用。

(3)推按:用大鱼际或者指腹从一个穴位向另一个穴位推揉,稍微用力。

(4)敲打:手握拳,在某个穴位或者一条经络的某一段进行敲打。

2. 按摩时间与方法 取舒适体位,按压轻重程度以局部有酸、麻、胀、痛感,能耐受为宜,一般情况下,每次按摩 5~10 分钟,一天 2 次,耐心坚持 2~3 个月为宜。

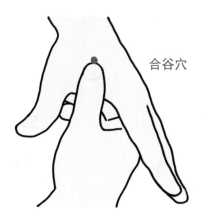

合谷穴

位置

在手背，第1、2掌骨间，第2掌骨桡侧的中点处。

取法

伸臂，拇指、食指张开；以一只手的拇指指间横纹，放在另
一只手拇指、食指之间的指蹼缘上；屈指，拇指指尖所指处。

图4-3-4　合谷穴

3. 取穴

(1)止呕：合谷穴为大肠俞穴，能上启肺胃之窍，下降脘腹之浊；通过穴位按摩，不断刺激，发挥降逆和胃、升清降浊之功效，达到镇静止呕的目的。自然半握拳，操作者用拇指指腹按压合谷穴，指压时朝小指方向用力，由轻至重顺时针方向按摩。

(2)失眠：涌泉穴有滋肾清热、降逆通络的作用，可以改善失眠症状，从而缓解癌因性疲乏。按揉足三里穴有补益元气、调和气血之功效。按揉三阴交穴有调和气血、补脾益肾疏肝之功效。太溪穴为足少阴之原，气血所注之处，主滋阴益肾。

(3)上肢肿胀

1)手厥阴心包经：手厥阴心包经从胸走手，按照手掌 - 前臂 - 上臂的顺序进行按摩，即中冲穴 - 劳宫穴 - 大陵穴 - 内关穴 - 间使穴 - 郄门穴 - 曲泽穴 - 天泉穴(图4-3-5)。

2)手阳明大肠经：手阳明大肠经从手走胸，按照上臂 - 前臂 - 手掌的顺序进行按摩，即肩髃穴 - 臂臑穴 - 手五里穴 - 曲池穴 - 偏历穴 - 阳溪穴 - 合谷穴(图4-3-6)。

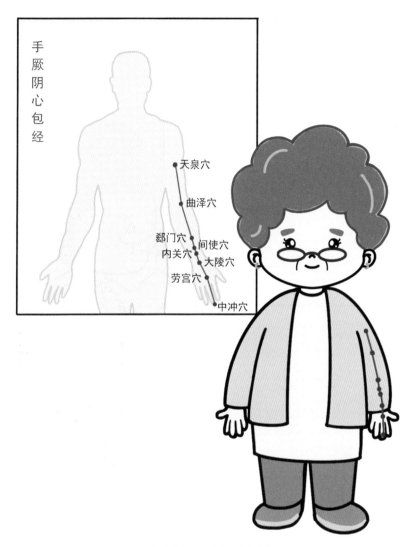

图 4-3-5　手厥阴心包经

　　穴位按摩时先采用点按法,即拇指屈曲垂直按在穴位上,根据术后恢复情况调整按压力量,做一紧一松地按压;频率约为每分钟 30 次,每个穴位按摩 5 分钟,最后每个穴位揉捏拍打各 5 分钟,一天 2 次,7~10 天为一个疗程。

　　(三)穴位贴敷

　　1. 贴敷方式　贴敷药物之前,定准穴位,用湿纸巾或者毛巾清洁擦拭皮肤,待干后紧贴皮肤,应将其固定牢稳,以免移位或脱落(图 4-3-7)。

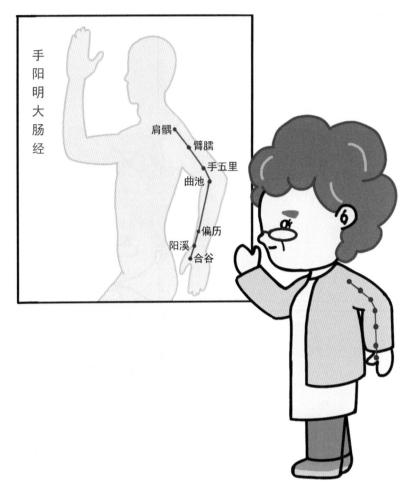

图 4-3-6　手阳明大肠经

2. 贴敷时间与方法　根据所选穴位,采取适当体位,使药物能贴敷牢稳。一般情况下,穴位贴敷时间为 4~6 小时;不需要溶剂调和的药物,还可适当延长;刺激性大的药物,应视敷贴反应和发疱程度确定贴敷时间,数分钟至数小时不等;如需要再贴敷,应待局部皮肤愈后,或改用其他有效穴位交替贴敷。

3. 取穴

(1)失眠:安眠穴能调节气血,调神养心;神门穴为经气所注、气血渐盛的部位;三阴交穴能发挥宁心安神的作用;涌泉穴为肾经之源,能够调节肾经气血,还能引气血下行;神阙穴为常用于治疗失眠的有效穴,且此处皮肤较为薄弱,血管丰富,有利于药物的吸收。

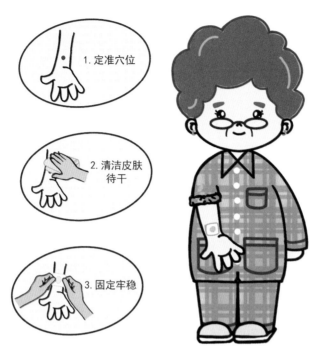

1. 定准穴位

2. 清洁皮肤
待干

3. 固定牢稳

图 4-3-7 贴敷方式

(2)胃肠反应：选择双侧足三里穴、内关穴、胃俞穴与中脘穴，有效刺激足三里穴能促使胃肠道蠕动，且能直接或间接提升机体内多种消化酶的活力，对促进食欲有一定作用。内关穴内通阴维脉，用于恶心呕吐、心胸烦闷，通过按压内关穴可达到疏通气机、降逆合胃的作用。中脘穴则为八会穴之腑汇，与内关穴相配可达到理气和胃的作用，可改善恶心、呕吐症状。

四、艾灸后出现水疱应如何处理

灸花是灸法术语，也叫"灸疮"，通常表现为局部起水疱，水疱里或有少量脓液。灸花是调理过程中邪气外排的正常现象，属于"排病反应"的一种。如果水疱只有小米粒那么大，会自行吸收，一般不会留下瘢痕。

若灸后水疱较大，可以用消毒后的针头，从水疱下方和皮肤相交的位置刺破，放出液体，敷以消毒纱布固定。如想快速收口，可适度在水疱周围施灸，日常生活中注意保持创面干燥，尽量避水。

加　油　站

随着中医药发展政策的推进,各类中医适宜技术在疾病预防和诊治方面发挥重要作用。中医护理技术是通过中医手段来对患者进行术后治疗与护理,能减少患者身体出现的不适症状,提高治疗效果。针对乳腺癌术后出现的并发症,我们居家应用时还需要掌握以下知识。

1. 艾灸　避免烫伤、受凉,特殊部位不要施灸,如男女乳头、会阴部、睾丸等。过度疲劳、饥饿、醉酒、过饱、大汗时不建议做灸法,妇女经期时忌灸。艾灸后半小时内不碰凉水,不吃生冷寒凉的食物和水果,一个小时内不能吹风受寒。

2. 穴位按摩　按摩时根据穴位位置,选择最方便的方法进行刺激,但穴位按摩不能过于频繁,按摩时需要注意穴位按摩次数和按摩时间。

3. 穴位敷贴　饮食宜清淡,忌烟、酒、生冷、甜食、油腻、海鲜等易致敏及辛辣刺激食物,忌大量进食寒凉之品,多饮水。对于皮肤敏感患者,需要仔细观察贴敷过程中的皮肤反应,若灼热刺痛、发痒发热明显,需要缩短贴敷治疗的时间,及时取下药物。

划　重　点

中医适宜技术的居家护理,要求照护者及被照护者学习并掌握各类中医居家护理技术。学会艾灸、穴位按摩、穴位敷贴等中医操作技术和取穴部位,观察应用过程中可能出现的反应,针对肿瘤术后患者可能出现的并发症采用相对应的居家护理方法,减少并发症的发生,提高患者生活质量。

为了便于记忆,总结本单元内容如下。

中医技术见效快,应用得当好处多。

方式方法不能忘,呕吐失眠有妙方。

敷贴艾灸和按摩,取穴部位记心中。

艾灸灸花不要怕,及时处理恢复快。

试 试 手

思考题

1. 艾灸居家护理的注意事项有哪些？
2. 艾灸后出现水疱应如何处理？

（袁 琳）

第四单元
精油按摩技术

李阿姨,50岁,诊断为乳腺癌,根据李阿姨的病情,除了手术治疗外,术后还需要化疗。李阿姨手术过后一段时间,病情稳定,恢复良好,医生评估后,嘱李阿姨再次来医院进行化疗。经过几个周期的化疗后,李阿姨出现了化疗相关性恶心呕吐。针对李阿姨出现的症状,该如何在日常生活中进行居家的精油护理呢?

一、精油按摩家庭照护面临的问题

李阿姨出院后处于居家状态,院外可发生迟发性的化疗相关性恶心呕吐。居家期间,治疗环境的改变、自我护理能力的缺陷,以及精油按摩的可及性都是李阿姨面临的问题。

二、家庭照护应掌握的技能

1. 照护者和被照护者了解精油疗法的概念与常见的给药途径。
2. 照护者和被照护者熟知化疗相关性恶心呕吐常用精油的作用机制及使用方法。
3. 照护者及被照护者掌握精油使用安全事项。

跟　我　学

一、什么是精油疗法

精油疗法是一种辅助疗法,指运用蒸馏或萃取技术从植物根、茎、叶、花、果皮、种子及树皮中提炼出精油,然后利用不同功效的精油通过不同的途径作用于人体从而达到缓解症状、安抚情绪、提高生活质量的目的。

二、精油疗法常见给药途径

精油疗法主要给药途径包括吸入、皮肤局部按摩以及内服,其他给药途径包括肠道、阴道、漱口、冲洗等。

1. 吸入给药　以吸入挥发性芳香物质进入大脑及肺部来治疗、缓解或预防各种病症和感染的方法,分为雾化释放、加热释放、常温释放等。

2. 局部皮肤按摩　在人体体表及经络或穴位上运用各种手法,辅以芳香物质进行透皮给药的按摩治疗,以达到强身健体和治疗疾病的目的,是芳香疗法中最舒适和最有效的一种疗法。

3. 内服给药　利用芳香物质作用于体内从而产生治疗效果的一种方法,内服剂型可分为胶囊、精油、片剂、水剂、茶饮等。精油的获取尽量选择安全正规渠道。另外,也出现与市场配套的芳香药膳、芳疗糕点等产品,以及内服芳香植物制剂,如挥发油、提取物、酊剂等。

三、化疗相关性恶心呕吐常用精油及作用机制

1. 姜　也称"生姜",为姜科多年生草本植物,原产于东南亚,我国自古就有栽培,是一种传统的药食两用作物,具有健胃、活血、解毒、止呕、发汗、杀菌、抗癌等功效。我国古代医学文献对生姜止吐方面的药理作用总结是"温中止呕,降逆止呃"。现代医学认为,生姜中主要的化学成分包括 6- 姜辣素、8- 姜辣素、10- 姜辣素和 6- 姜酚等。6- 姜辣素是最主要的有效成分,具有发挥 5-羟色胺受体拮抗剂、NK-1 拮抗剂、抗组胺剂的作用。在使用途径上,口服生姜的止吐效果可能更好。

2. 欧薄荷和留兰香　欧薄荷为唇形科多年生草本植物,原产于欧洲。全株含有挥发油,主要成分为薄荷醇、薄荷酮、葡萄糖苷及多种游离氨基酸,通过成分中的薄荷醇、薄荷酮发挥抗炎、镇痛、杀菌、止血、收敛、消化、驱虫、健胃等功能。留兰香又名"绿薄荷""荷兰薄荷",其成分包括香芹酚、薄荷醇、香芹酮、乙酸甲酯、柠檬烯和薄荷酮,有香味,茎、叶经蒸馏可提取留兰香油,对胃黏膜和结肠有止吐、解痉作用。胡椒薄荷 / 绿薄荷(口服)可以有效减轻肿瘤患者化疗相关性恶心呕吐。吸入欧薄荷或生姜精油,不仅降低了恶心呕吐的发生率和严重程度,而且减少了止吐药物的使用。

3. 佛手柑　佛手柑精油具有利消化、利胃、止痛、抗菌、抗痉挛、缓解肠胃胀气、促进伤口愈合等功效。吸入和按摩 1% 佛手柑精油可减轻乳腺癌患者恶心程度;吸入薄荷和佛手柑精油可减轻肿瘤患者的恶心呕吐程度。

四、精油疗法的居家护理注意事项

精油疗法常出现不良反应的芳香物质是佛手柑、月桂、薰衣草、薄荷、茶树油和依兰,不良反应包括皮炎、腹泻、气喘、恶心等,最常见的是皮肤刺激和接触性皮炎。吸入和局部皮肤给药方式较为安全,其原因是这两种方式给药时体内吸收量有限,容易控制。用药时需注意安全,注意用药剂量、纯度、给药途径,注意使用者是否对精油有过敏史。

除特殊的精油外,一般的纯精油都不宜直接涂在皮肤上,否则会引起过敏或皮肤灼伤。肤质敏感的人,在使用精油疗法前,要先做皮肤斑点试验。一些精油是光毒性的,在应用后应避免紫外线和日光照射皮肤。芳香物质易燃,应避免与火焰直接接触,如蜡烛、火柴、香烟和煤气灶,不应用水稀释,如果需要稀释,需使用基础油,如霍霍巴油、甜杏仁油或橄榄油。

加　油　站

随着医疗技术的发展,各种精油在控制疾病症状,提高患者生活质量等方面发挥着重要作用。局部皮肤按摩是精油疗法中最舒适和最有效的一种疗法。针对肿瘤患者常见的症状,列举一些常见的精油配方及常见的使用方法(表4-4-1)。

表4-4-1　常见症状对应的精油配方及使用方法

常见症状	精油配方	使用方法
睡眠障碍	薰衣草 1 滴 马郁兰 3 滴 罗马洋甘菊 3 滴 基础油 5 毫升	将配方中精油调配均匀,取 4 滴加入温水中进行足浴,每日 1~2 次,每次 10~15 分钟
便秘	迷迭香 15 滴 柠檬 10 滴 欧薄荷 5 滴 基础油 5 毫升	将配方中精油调配均匀,取适量倒入掌心或腹部,顺时针按摩腹部,每日 3 次,每次 10~15 分钟,通便即可
水肿	柠檬 3 滴 丝柏 5 滴 薰衣草 2 滴 基础油 5 毫升	将配方中精油调配均匀,将精油均匀涂抹于水肿部位,由下往上向心端螺旋式按摩,根据患者耐受情况每天 2~3 次,每次 10~15 分钟

续表

常见症状	精油配方	使用方法
疼痛	薄荷 10 滴 薰衣草 5 滴 冬青 2 滴 乳香 5 滴 基础油 20 毫升	将配方中精油调配均匀,均匀涂抹于疼痛部位,以由下往上的顺序按摩,根据患者耐受情况每天 2~3 次,每次 10~15 分钟
焦虑、抑郁	天竺葵 5 滴 苦橙花 10 滴 葡萄柚 15 滴 基础油 5 毫升	将配方中精油调配均匀,于睡前或者是情绪不佳时将其均匀涂抹于颈部或鼻嗅,效果不佳时可增加 1~2 次

划　重　点

　　精油疗法的居家护理,要求照护者及被照护者应该学习并掌握针对出现的不同症状配置相应的精油。了解精油疗法在居家护理中的给予途径、常见不良反应,熟知精油疗法的注意事项,有利于减轻患者痛苦,预防其他并发症发生,减轻被照护者居家照护负担,从而提高生活质量。

　　为了便于记忆,可记住如下照护口诀。

患者居家有妙招,精油按摩不可少。

生姜薄荷佛手柑,恶心呕吐靠边站。

万用精油薰衣草,多种症状都适用。

柠檬薄荷迷迭香,腹部按摩防便秘。

柠檬丝柏薰衣草,消除水肿是个宝。

薄荷冬青薰衣草,背部按摩可止疼。

焦虑抑郁天竺葵,最后莫要忘稀释。

试　试　手

思考题

　　1. 精油疗法的居家护理注意事项有哪些?

　　2. 患者出现便秘可使用哪些精油来缓解该症状?

(王　英)

第五单元
冥想技术

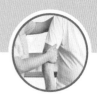

小 案 例

　　杨阿姨,50岁,前段时间遭遇亲人离世,在工作中也遇到一些不如意的事,加上孩子还有1个月就高考了,她的内心和身体遭受着复杂的情感之苦,焦虑、担心、恐惧、迷茫、哀伤等,犹如一个沉重而隐秘的负担,造成身体上出现很多症状,心理上也留下了伤痕。在重重压力下,杨阿姨走进了心理心灵关怀工作室。心理咨询师使用冥想训练,帮助杨阿姨缓解焦虑、睡眠障碍、慢性躯体疼痛,使其走出负面情绪的泥沼。那么,在日常生活中应如何进行居家冥想呢?

　　一、冥想面临的问题

　　没有基础适合练习冥想吗? 选择什么时间和地点来练习冥想比较好? 冥想练习需要什么辅助工具吗? 每次练习时间需要多长? 每天需要练习几次? 总是进入不了状态怎么办? 如何长期坚持冥想?

　　二、家庭照护应掌握的技能

　　1. 照护者和被照护者能够了解冥想概念、练习时间与地点,选择辅助工具。
　　2. 照护者和被照护者能够熟知冥想的练习时长以及长期坚持冥想的方法。
　　3. 照护者及被照护者能够掌握在冥想过程中出现身体疼痛、腿麻木的处理方法。

跟 我 学

一、什么是冥想

冥想是个体有意识地把注意力维持在当前内在或外部体验之上并对其不做任何判断的一种自我调节方法。冥想可调节个体的负性情绪,促进个体正性情绪,对于心身疾病具有显著的干预效用。

二、冥想练习时间、地点选择

练习冥想,其实不用拘泥于固定的时间和地点。

如果你早上比较清醒,那么可以起床后马上开始,前提是确保你已经完全清醒。另外,练习前先简单伸展身体,对接下来静坐的精神也会有帮助。中午或者睡前也是练习的好时机,经历了长时间的工作,你的内心累积了"心灵垃圾",如果能在睡觉之前放下这些负担,对于恢复心理能量有极大的帮助。

至于地点,刚开始练习时,建议选择一个相对安静且干扰较少的场所(如卧室)。随着练习的深入,也可以选择走进大自然(如公园),也可以在办公室、车上来做一次冥想练习。当然,在练习过程中,周围总会存在一些噪声,这时可以尝试接纳它的存在,学着与它共处。

关于练习次数,刚开始练习冥想时,建议一天练习一次,如果多练习几次,那当然是没有问题的,但切记不要过量。有部分初学者刚接触冥想就投入长时间的练习,还持续数周,但长此以往,生活和工作中的现实问题就会对其产生困扰。因此,请不要在刚刚接触冥想的时候就花费大量的精力,最重要的应该是找到冥想的兴趣,产生正向反馈,才能循序渐进地把冥想融入生活中,让一切自然而然地发生。

三、冥想练习辅助工具

如果选择坐在地板上进行练习,或许你需要一个坐垫和一张地毯,坐垫选择稍微硬一点的。要坐在坐垫的前缘,便于挺直腰杆,不要坐得太靠后,否则坐垫前缘会压迫大腿根部,不一会儿就会让你觉得脚痛。除此之外,冥想练习时并不需要特别的辅助工具。或许有人会推荐使用香薰和蜡烛营造愉悦的环境,但实际上香薰的香气和烟雾会造成干扰,使用蜡烛时,即使你闭着眼睛,晃动的烛光也会让人分神。因此,冥想练习时并不是特别建议使用香薰和蜡烛等物件作为辅助工具。

四、冥想时出现身体疼痛、腿发麻怎么办

疼痛的原因可能是由某种疾病造成的（如头痛、发热、瘀青等），需要找医生治疗；有些疼痛的原因与坐姿有关，需要调整坐姿，检查辅助工具。

需要注意的是，如果下背部疼痛，有可能是没有坐直，请保持脊柱直立，但不要过于僵硬。如果是颈部和上背部不舒服，可能是手的姿势不正确，手应该是舒服地放在膝部，不要抬高于腰部，同时放松手臂与颈部肌肉，注意头部不要低垂，要抬正并与脊柱成一条直线。如果上面所提及的方法仍然未能帮助你摆脱疼痛，那么请尝试把这种疼痛的感觉当作冥想的对象，不要起身也不要激动，只是去觉察疼痛本身即可，然后你会发现除了疼痛本身，还有你对疼痛感受的抗拒。

如果疼痛实在难以忍受，请缓慢而小心地稍作调整，移动的幅度尽量不要太大，因为移动幅度越少，就越能维持冥想。另外，在坐姿正确的情况下，初学者也常常会出现双腿发麻、失去知觉的情况，这也是很正常的。有些人会觉得焦虑，担心血液循环不良造成腿部组织坏死，非要起来走动缓解发麻的感觉。但实际上发麻是由腿部神经压迫而引起的，而不是血液循环不良的缘故，不会导致腿部组织坏死。因此，当你在冥想练习过程中感觉到发麻时，只需要平静地观察这种感觉即可。练习一段时间后，身体会逐渐适应，之后不管坐多久都不会觉得双腿发麻。

加 油 站

有规律的冥想可以为生活带来深刻的改变。当然，如果这些练习让你感到不舒适，也不用勉强自己。下面让我们闭上眼睛，开始冥想训练。

关注呼吸

● 我们闭上眼睛，或将视线焦点放在前方静止的物体或某个点上。

● 专注于呼吸，并保持自然的节奏和感觉。

● 看看你能否注意到，吸气时冷空气上升到鼻腔中的感觉；以及呼气时，温暖的气息离开鼻腔的感觉。

● 注意吸气时胃部的上升，以及呼气时胃部的下降。以它自然的节奏和感觉在运作。

● 继续感知到你的呼吸，全神贯注地顺应呼吸的起伏。

● 密切注意每一次的吸气，从开始到自然结束。

● 你在呼吸时可能会分心（这是正常的），你可能会因为杂念、声音、感觉

的干扰而走神,只要注意到自己分心了,并慢慢将注意力拉回来,再次专注在呼吸上即可。

- 让你的呼吸自然而然地以它的感知和节奏,在知觉中居于主导地位。
- 在经过几次用心的呼吸练习之后,睁开眼睛并观察周遭的一些物体,并继续专注在呼吸上。看看之后当你继续进行日常作息活动时,是否还能一如之前练习时,让保持觉知。

做完练习后,你感觉如何? 是不是并不如原先设想的那样糟? 如果很糟,你注意到什么,是哪些原因让你觉得困难? 注意力很难集中吗? 有哪些期待或想法阻碍了你呢? 你很努力却仍做不好吗?

冥想小秘方

- 当我们不断产生思维时,冥想能帮助我们不去受思绪内容的干扰,而只单纯且清楚地觉察到自己"正在思维"这件事。
- 觉知"呼吸"是一种很棒的冥想练习,当你感觉快被压力击垮时,它能帮助你于当下重新产生连结。

冥想静坐

1. 选择一天中最清醒、最警觉的时候,坐在地板或椅子上,背脊挺直、身体放松,保持直坐的姿势,使你不会打瞌睡。

2. 现在集中注意力在呼吸上,注意腹部随着一呼、一吸起伏。

3. 聚焦到鼻尖,注意每一次呼吸都引发不同的感觉。

4. 当你发现被不相干的思绪或感觉所干扰而分心时,请直接回到呼吸上。

做这个练习时眼睛可以睁开或闭上,由自己决定,只要觉得舒服就好。建议一天两次,每次 5~10 分钟。当你觉得做起来很轻松时,可以延长练习的时间。

暂停练习

简单地停下一切,单纯地"存在"就好。做一下深呼吸,察觉自己的呼吸,用 1~2 分钟体验当下。这是你唯一真正能体验愉悦的时刻,与自己的感受在一起。一天练习 5~7 次。

划 重 点

照顾者和被照顾者能够了解冥想的概念、练习时间与地点选择、辅助工具、练习时长、长期坚持冥想的方法、冥想过程中身体出现疼痛、腿发麻怎么处理。

为了便于记忆,可记住如下照护口诀。

冥想技术驱阴霾,随时随地可练习。
场地工具自由选,地毯蒲团为辅助。
腿脚发麻很常见,调整坐姿是关键。
循序渐进来练习,自然放松深呼吸。

试 试 手

思考题

准备好相关辅助工具,选择合适的时间和练习场地,让我们闭上眼睛、全身放松、深呼吸,开始冥想训练吧。

(王 英)

第五章
家庭照护者自我照护

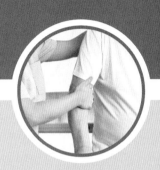

随着医疗技术的进步,肿瘤患者的治疗、生存时间均有所延长,照护者也要投入更多的时间和精力,可能产生一系列的身心问题,且极易被忽视,不仅对照护者有很大的不良影响,也是被照护者康复的重要隐患。本章将聚焦家庭照护者,帮助照护者发现并解决照顾过程中出现的问题,为患者顺利康复、享受幸福生活保驾护航。

第一单元
识别压力

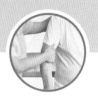

小 案 例

王奶奶,70岁,孙女给爷爷奶奶安排了体检,没想到李爷爷却查出了肺癌。王奶奶为了照顾老伴,每天忙里忙外,吃不下、睡不好,原本开朗随和的她,逐渐变得孤僻、爱生气。在姐妹的劝说下,王奶奶回到舞团散心,却发现自己平时最喜欢的活动现在看来索然无味。最近,体检一切正常的她开始感觉乏力、精力不济,好像也生病了。王奶奶是怎么了? 要怎么做才能帮助她呢?

一、家庭照护面临的问题

照护者在肿瘤患者的康复过程中扮演着重要的角色,而自己的身心健康却常被忽视。国内外研究均表明,照顾患者可能给照护者的身心健康造成负面影响。作为照护者,只有保护好自己的身心健康,才能更好地照顾患者。

二、家庭照护应掌握的技能

1. 照护者能够识别自己是否处于压力状态。
2. 照护者熟悉压力状态的处理策略。

跟 我 学

一、什么是压力

压力是一种正常的情绪反应。在生活中,会有很多事物对我们产生影响,当我们意识到这些事物的存在时,会在心理层面对它们做出反应,这种反应就是压力。当我们去照顾一位肿瘤患者时,所面临的压力是复杂和沉重的。一方面,有可能会失去亲人的危机感,经济方面的困难让我们束手无策;另一方面,选择治疗方案时产生的困惑、治疗效果没达到预期的挫折感也会带来压力。

科学研究已经证实,压力反应和人体的健康状态有显著联系,所以照护者常会感到疲劳、睡眠障碍、食欲减退、健康状况变差等身体上的不适,同时也会出现焦虑、抑郁等不健康的心理状态。

二、压力的产生与表现

心理学认为,压力的产生主要包含三个阶段。

1. 压力源出现 生活中出现一些事物,对我们直接产生伤害或可能有威胁,这些事物构成了压力源。

2. 察觉威胁 当事人认为当前的压力源对自己构成威胁,则会感受到压力,并对其做出反应。反之,当事人如果认为压力源对自己不构成威胁,便不会产生反应。

3. 产生反应 感受到压力源的存在和影响,当事人会感觉受到伤害或危机感,身心也会产生相应变化。

人对于压力是否敏感,以及做出怎样的反应,都是因人而异的。压力过大的表现可概括为以下几点。

1. 与世隔绝 变得不想社交,尤其是和亲密的家人、朋友减少往来。

2. 失去兴趣 对爱好提不起兴趣,不想尝试放松的活动。

3. 情绪变化 平时脾气很好,现在却容易烦躁、易怒,或者曾经很乐观,现在却感觉不幸福。

4. 饮食习惯变化 变得暴饮暴食,或者少吃甚至绝食。有人会将吃东西作为缓解消极情绪的方式,而另一些人则因压力过大缺乏食欲,几乎不吃东西。

5. 睡眠习惯变化 晚上难以入睡,睡眠间断,或者早上不想起床。

6. 健康状况改变 压力会引发一系列急慢性疾病。慢性压力还会导致心脏病、糖尿病、免疫性疾病和胃肠道疾病等。

7. 感到不知所措和绝望 感到绝望、自杀甚至伤害自己照顾的人,是极度疲劳甚至抑郁症的危险信号。

三、压力的处理策略

根据压力产生的过程,给大家一些处理压力的建议。需要注意,不同的人感受到的压力、期望的解决方法都是不同的。要解决压力,需要和自己对话,不断摸索适合自己的方式。

1. 发现变化　这是处理压力的第一步,要意识到自己处在压力状态之下。可以通过前文给出的表现来观察自己的状态是否不同以往。可以通过记日记、和亲友聊天来了解自己的状态。在照顾他人的同时关爱自己,并不代表自私。恰恰相反,这是对自己和患者负责的表现。

2. 找出压力源　压力的产生来自生活中的重大事件,也来自我们的认知。我们可以试着问自己,或是和可信的家人、朋友讨论以下问题。

(1)我现在遇到了什么情况?

(2)它对我的生活产生了什么影响?

(3)我的身体有什么感觉?

(4)我有哪些情绪和感受?

(5)我获得了哪些支持?

(6)我又缺少了哪些必要的支持?

在纸上记录下这些答案的关键词,可以帮我们做到心中有数。接下来可以进一步思考。

(1)我希望事态如何发展?

(2)为了促成这个结果,我必须做什么?

(3)这件事可能出现的最坏结果是什么?

(4)如果我尽力了,事情的发展是否会如我所愿?

(5)如果我做不到最好,会发生什么?

(6)最坏结果是否一定会发生?

坦诚地和自己对话,你会发现,其实情况处于我们的掌握之中。这个过程本身也会起到治愈的效果。

3. 与压力“和解”　相信大家会发现,对于亲人患病等现实问题,我们没办法直接解决。疾病不会因为我们的期盼而变好,也不会因为我们的忧虑而变坏,也正是因为如此,我们不应该太在意这些不能控制的东西。

我们的感受也会在不知不觉间影响着我们,感受看似难以捉摸,其实是可以控制的。有时我们会不自觉地制订一些“计划”来让美梦成真,而当愿望落空时,当事人会感觉更加挫败和悲伤,甚至会责怪自己没有尽力。另一种情况下,人们会更加关注可能出现的最坏结果,虽然事情还没到那一步,但因此产生的焦虑和恐惧已经开始蚕食我们的健康。其实这些想法,完全是我们自己在“加码”,给自己造成了额外的负担。我们应该脚踏实地,用客观、积极的心态来面对。

加 油 站

有很多工具可以用来评价心理健康,目前应用最为广泛的是心理问卷。不同问卷针对的问题不同,适用的条件不同,其结果也需要专业的分析解读,所以在这里我们不去详细介绍。您可以参考上文中压力过大的表现,用这些简单易行的方法来放松自己。但如果感觉负面情绪难以消解,甚至超出了承受范围,请及时寻求专业的咨询援助。

划 重 点

意识到自己有压力,应及时平衡压力,这是每一位照护者的必修课。处理压力也需要对症下药,大家可以参考压力产生的过程,通过和自己交流,找到适合自己的方式。

为了便于记忆,可记住如下照护口诀。

压力无形危害大,千万不能忽视它。

通过评估来识别,平衡心理靠对话。

感觉心理压力大,专业人士来解答。

试 试 手

思考题

1. 压力过大可能的表现有哪些?
2. 处理压力的过程主要分为哪三步?

(高墨涵 于 媛)

第二单元
学会"喘息"

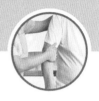

小 案 例

张叔叔,48岁,妻子李阿姨前不久确诊乳腺癌,要进行8个周期的化疗,吃不下饭。岳母得知后一病不起,儿子小张马上又要高考了,再加上公司最近要做新项目,张叔叔焦头烂额,整个人瘦了一大圈。张叔叔在生活中该如何"喘口气",进行放松呢?

一、家庭照护面临的问题

被照护者在治疗或休养的过程中,照护者不仅要承担照顾工作,还要一个人扛下生活的重担。经济压力、生活压力、可能丧失亲人的恐惧,都会让照护者身心俱疲。在这种情况下,如果照护者缺乏有效休息的意识及技巧,则会让他们的身心状况岌岌可危。学会"喘息",是每一位照护者的必修课。

二、家庭照护应掌握的技能

1. 照护者及被照护者认识到休息的必要性。
2. 照护者及被照护者学会休息的方法,如微休息、正念减压等。

跟 我 学

一、生活需要休息

和双方都是健康人的家庭生活相比,照顾肿瘤患者往往需要照护者投入较多时间和精力照顾家人,满足其需要。这让本应成为心灵休憩港湾的家庭成为一种新的负担。照顾工作是延续性的,照顾者不仅要满足患者的需要,还要时刻关注患者的状态,即使在家中也得不到很好的休息。

虽然照顾工作在一定程度上可以满足照护者的心理需求,增加其自我价值,但仍会对身心造成负面影响,使其感觉疲惫或影响注意力,最终可能影响生活乃至工作。因此,进行适当、有效的休息,对于处理好家庭生活以及完成照顾任务是很重要的。

二、工间微休息

微休息是指工作期间短暂的、自发的、非正式的休息时间,在过去应用于连续工作引发的身心疲劳,大多数员工都会在工作日进行微休息,从而降低日常工作带来的资源(个人能量、注意力等)损耗。照顾肿瘤患者,也可视为在日常生活中增添的一项繁重工作。在这种前提下,用于工作场所的"工间微休息"可以成为我们参考的一种休息方法。

微休息,顾名思义是用较短的时间在工作过程中进行短暂休息。一般工作时间和休息时间的比例可以达到 5:1,持续时间为 0~10 分钟,时间短、易于调控、和单纯进行照顾的内容不相关等都是其特点。

工间微休息可以进行的活动主要概括为四大类型,即营养摄取、社交活动、娱乐认知和放松活动。营养摄取即食用零食、饮料等小食品,但不能替代正餐;社交活动是指停下工作,和他人进行聊天、互动,获得一定的社会支持;娱乐认知指各类有助于让人从精神层面上脱离工作要求、寻找自身精神乐趣的活动,如听音乐、休闲阅读或是上网等;放松活动主要包括一些能够让身体或心理得到舒缓、放松的活动,可包括运动、远眺窗外乃至打盹等。

进行微休息的好处在于可以及时调整身心状态,有助于削减照顾患者产生的躯体或心理不适感,甚至可以减轻久站后的下肢不适以及疼痛,减少消极情绪等。最重要的是,进行此类休息应用在上班时,可以改善工作状态,提升工作效率,改善疲乏等症状,有助于照护者更好地投入到照顾活动当中。

三、正念减压

日常生活中的心情可能让我们的身心饱受压力,对于感受外界的能力、集中注意力的能力都会受到影响,心绪也会处于亢奋状态,从而引发疲劳。运用"正念",通过用心专注于简单易行的行为,可以摒弃心中的杂念,将自己从复杂的情绪中剥离出来。

基于正念的心理疗法一直以来被广泛应用于治疗各类患有心理疾病的人群,包括肿瘤、焦虑、抑郁、心境障碍等。而对于健康人群而言,正念也是调节心境、舒缓压力的良好选择,已经有很多研究证实其对于身心的积极影响。正念训练在有效缓解焦虑抑郁的同时,也能缓解肌肉紧张、交感神经兴奋、神经性症状等躯体症状,提高生存质量。

正念冥想训练的具体方法请参见第四章第五单元"冥想技术"。

加　油　站

常言道"劳逸结合",休息和放松是生活中的重要环节,作为肿瘤患者的照护者,更应该重视休息,将其作为自我照护的一部分。请记住,只有自己保持"满电"状态,才是对被照护者的负责。

同时,休息也是十分个体化的体验。不同的性格和生活经历,会使人们在不同的情境和状态下感到放松。学会让自己放松、减压,是认识自己、了解自己的重要环节,也是让我们保持良好生活状态、成为照护者坚实后盾的必由之路。我们可以通过记日记的方式,直面自己的感受,记录自己探索的过程,或是写下自己在放松时的心境,寻求更好的方式。

总而言之,没有放之四海而皆准的休息方法,只有追求平和、不断思考的内心。

划　重　点

学会休息,找机会让自己"喘口气",是一位合格照护者的表现,对于照护者和被照护者都有好处。本单元介绍了两套相关方法供大家参考,但更重要的是要找到适合自己的方法,保持良好的状态,从而更好地投入到工作和生活中。

为了便于照护,可记住如下照护口诀。

磨刀不误砍柴工,照护也要会放松。

工作间隙微休息,正念冥想把电冲。

人人都该去重视,尊重个性心气通。

试　试　手

思考题

1. 说说为什么要休息?
2. 如何进行微休息、正念减压?

(高墨涵　于　媛)

第三单元
管理情绪

陈爷爷,65岁,刚刚确诊胃癌。突如其来的打击,让平时温文尔雅的陈爷爷仿佛变了一个人,总是爱生气。老伴刘奶奶想劝他,却好几次被他气得掉眼泪。两个月过去了,刘奶奶夜里担惊受怕,白天强颜欢笑,脾气也越来越不稳定。一次,刘奶奶做好了一桌饭菜,陈爷爷却说没胃口,这让她大发雷霆。吵架过后,刘奶奶又是后悔又是委屈。她是怎么了? 我们该如何帮助她?

一、家庭照护面临的问题

对肿瘤患者进行照护,不仅考验照护者的照护技巧,对其情绪管理能力也是一次重大考验。作为被照护者的家人、朋友,照护者不仅要承受患者本人的情绪波动,还要努力处理自己内心产生的恐惧、焦虑等负面情绪,对于任何人这都是一项挑战。负面情绪对于身心健康有极大危害,如果不会调节和处理,对于照护者及被照护者都会造成很大影响。

二、家庭照护应掌握的技能

1. 照护者及被照护者能够正确认识情绪的产生。
2. 照护者及被照护者学会常用的情绪管理方法。

跟　我　学

一、情绪与人

情绪是人和世界之间联系的体现,也是我们对外界事物状态的一种反馈。

当客观事物作用于一个人,如果能满足其需要,就会产生正向情绪,反之,不符合人的需要,就会产生负面情绪。

反过来,情绪也会通过影响神经和内分泌系统,影响人的身心健康。研究表明,乐观积极的正向情绪可以帮助调节身体功能,增强人的学习和记忆能力,有利于促进各类思维活动,帮助身心保持在和谐健康的状态。而沮丧、忧伤等负面情绪对于身心健康也有不利影响,经常存在负面情绪会对躯体造成超负荷的刺激,从而影响肌肉活动、器官功能及激素分泌等,损害健康。

二、情绪管理法

(一)"ABC"情绪管理法

"ABC"情绪管理法是 20 世纪 50 年代美国临床心理学家艾利丝创立的心理治疗理论及方法,也是合理情绪疗法的基本理论。在该理论中,"A"代表诱发事件,指影响产生负面情绪的事件及情境。"B"代表信念,是指人遇到 A 事件后产生的相应信念。"C"指在诱发事件和相应的信念共同作用下,人所表现出的行为结果。该理论提示我们,人们的情绪和行为不仅由某件诱发事件引起,也受到人们对于这一事件的解释和评价。

根据"ABC"情绪管理法的思路,每当出现负面情绪时,我们可以先找出引起情绪反应的事件(A 因素),再体会自己对于这件事的看法或感受(B 因素),最后反思自己的哪些行为和情绪反应是因其所起(C 因素)。

就拿刘奶奶的例子来说,老伴不想吃饭是引发情绪的事件(A 因素),对于这种情况,她可能担忧老伴的身体,也觉得自己可能无法胜任照护工作而感到无助、挫败,同时还可能感觉自己的辛苦付出没有获得老伴的理解,从而悲伤、愤怒(B 因素),这样复杂的情绪最终导致与老伴争吵这一结果(C 因素)。其实,这一结果是我们都不愿意看到的。如果能在产生情绪反应的时候冷静下来,不要急于行动,细心地梳理自己的心绪,也就可以做出更理智的选择。

在生活中应用"ABC"情绪管理法进行情绪管理,可以从以下几个方面入手。

1. 明确不良情绪对于身心健康的不良影响,以及舒畅情绪对于身心健康的积极影响。

2. 规律地进行情绪总结,按照"ABC"的框架理清事件的发展脉络,客观评价个人信念及情绪。

3. 掌握应对负性情绪和压力的技巧,帮助解压。

4. 根据情况寻求专业帮助。

(二)"6H4AS"情绪管理法

"6H4AS"情绪管理法以认知疗法的主要理论及积极心理学的理论为依

据,以现实情况、个人认知、情绪反应、行为结果作为理论基础,以追求合理的认识、恰当的情绪、积极的意向及理智的行为为目标,以自我调适为主要途径,进行综合性的干预。

"6H"即 6 个 happy,指用智慧寻找六种快乐资源,包括奋斗的快乐、拥有的快乐、苦难的快乐、知足的快乐、助人的快乐及自得其乐,有效增加快乐感受,产生积极情绪。"4AS","A"即 ask,指询问、反思,"S"即 step,即步骤。"4AS"包括如下几个问题:自问"值得吗"来进行自我控制,自问"为什么"来澄清自我感受,自问"合理吗"来进行自我修正,自问"该怎样"来进行自我调整。"4AS"技术可以通过自我管理改变情绪。通过"6H4AS"情绪管理法进行管理,可以简单且系统地梳理情绪状态,增加正向情绪的同时消解负面情绪。

刘奶奶这样的照护者更需要去发现生活中的快乐,保持乐观积极的心态。比如,她悉心照顾老伴,缓解其负面情绪,在人生艰难的阶段进行无私的陪伴与帮助,可以体现出她坚韧、善良的品质。而两个人也会因为这一磨难更加珍惜彼此相处的时光,这便是拥有、知足以及助人的快乐。

与此同时,在情绪不稳定时,刘奶奶也应该自问:老伴为什么不吃自己做的饭菜? 是否应该发火? 其实陈爷爷的没有胃口,不一定代表了身体情况恶化,也不是不体谅她的辛苦,可能是人生突遭变故,需要时间来调整心态,刘奶奶自然也不该因此着急。可以用两个人都能接受的方式相互陪伴,帮助陈爷爷早日平衡心态。

加 油 站

通过前面的讲解我们已经知道,情绪反应是人们对于客观世界的一种正常反馈。人类是充满情绪的动物,容易受到情绪的影响,也会因为情绪产生痛苦。但请记住,情绪并不是我们的敌人,而是我们赖以为生的一种本能。情绪管理并不是要让我们控制住所有情绪,我们要改变的也不是情绪本身,真正应该关注的是我们和情绪的关系。情绪管理的最终目的,是有效缓解不良情绪,适度控制对于情绪的反应,从而产生积极的信念和行为,帮助我们更好地解决生活中的难题。在此之前,接纳情绪也是很重要的。

划 重 点

有情绪是正常的,我们应当把它当作一种生命力,而不是一种负担。我们应当学会管理情绪,利用情绪激发潜能,获得更多的正面情绪,平衡身心健康,帮助自己更理智地处理问题,并且平复被照护者的负面情绪,帮助其平衡心理状态,重获健康、积极的人生。

为了便于照护,可记住如下照护口诀。

遇事别只发脾气,调和情绪要牢记。

面对现实强信念,行为做法能交替。

扪心自问别着急,寻求快乐看自己。

管理情绪真不难,冷静之后做决定。

试 试 手

思考题

1. 说说情绪是如何产生的?
2. 常用的情绪管理方法有哪些?

(高墨涵 于 媛)

第四单元
有效沟通

小　案　例

李叔叔,42岁,刚被确诊为肺癌,在等待住院的过程中,一向温和的他脾气变得很容易暴躁。妻子张阿姨想安慰他,劝他不要瞎想,没想到李叔叔竟然怒斥她不理解自己。两人三言两语就会拌起嘴来,原本和睦的家庭变得疏离而尴尬,他们应当怎样进行有效沟通呢?

一、家庭照护面临的问题

在肿瘤患者治疗康复的过程中,面临着身体和心理的多重负担,他们的性格、思考模式、处事方式都会发生一定变化,这时如果继续应用既有的交流模式,忽视被照护者的情绪感受,会增加无效沟通,乃至给被照护者增添新的心理负担。

二、家庭照护应掌握的技能

1. 照护者及被照护者熟悉人际沟通的主要障碍。
2. 照护者及被照护者会应用有效沟通的技巧。
3. 照护者及被照护者熟悉沟通中常见的问题。

跟　我　学

一、沟通的基本要素

沟通是我们生活中常见的行为,但也是由多个要素组成的不断变化、包含多个维度的复杂过程。沟通的要素包括激发我们进行沟通的触发体,信息的发出者和接收者,两者的关系,沟通的信息,信息传播的媒介,接收者的反馈以及沟通的环境(图 5-4-1)。

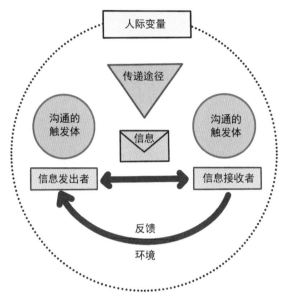

图 5-4-1　人际沟通的基本要素关系图

二、人际沟通的主要障碍

1. 信息的发出者　如果不愿意交流或者很勉强,只能提供一些零散、无效的信息,会极大降低沟通效率。缺乏沟通技能,不知道如何选择合适的方式、排除环境干扰等,也会影响整个沟通过程。

2. 信息的接收者　对于信息不感兴趣,觉得沟通没有必要,会影响信息的接收。缺乏处理信息的能力,不知道如何正确理解信息的含义,会使沟通出现偏差。

3. 传播媒介　选择错误的沟通方式,或者方法没有吸引力,都可能影响双方的沟通效果。

4. 环境　沟通时双方所处环境的光线、温度、安全性及私密性等,如果不能满足参与者对物理或情绪上舒适和安全的要求,沟通效果就会大打折扣。

三、有效沟通的要点

(一) 倾听

倾听不应该仅是一个被动接受的过程。在倾听中,听者应当集中注意力,对于听到的信息进行快速的整理和分析。积极有效的倾听有助于激起谈话的欲望、提高沟通的效率,使沟通双方获得理解和信任。在倾听过程中,不仅要听到信息发出者说了什么,还要根据他所表现的非语言行为、所处的情境等综合分析,从而了解所说话语的真正含义。

有效的倾听包括如下几个过程。

1. 听到　听是声波传导到耳膜引起震动后听觉神经传送到大脑的过程,也就是我们自然而然被动接受沟通信息的生理过程。

2. 专注　专注是指集中注意力,不受其他声音以及进入视野的其他事物的干扰,从而能听清他人所说的内容和看清他人所展示的非语言行为。倾听过程中,倾听者并不是专注于每一个听到的信息,倾听者的愿望和需求会决定倾听者的关注点。

3. 理解　理解是倾听者弄清说话人传递信息意思的过程。听到同样的话语,不同的接收人理解的含义会有所不同,与说话人试图表达的意思也会有区别。

4. 回应　回应是倾听者对说话者所表达的语言和非语言信息的反馈。在积极的倾听中,倾听人应该对说话人给予及时、清晰的反馈,有助于沟通的进一步深入。

5. 记忆　记忆是倾听人记住所接收信息的能力,倾听者如果无法记住关键性的信息,倾听及后续的沟通将可能是无效的。

(二) 同理他人

同理是指侦查和确认他人情绪的状态,并给予适当反应的过程。也可以说,同理是设身处地、以对方的立场去体会其心境的心理过程。

同理他人包括如下几个过程。

1. 侦查和确认阶段　在此阶段中,信息接收人需要识别和确认他人的感受,要求通过对方的语言和非语言线索确定其情绪状态。

2. 适当的反应阶段　此阶段强调对于说话人表达的内容及情绪做出适当的反应。在这一阶段中,需要有技巧的让对方了解。

(1)了解对方所处的情况。

(2)了解对方的心理感受。

(3)愿意听对方继续讲下去。

(4)愿意给对方所需要的安慰与帮助。

同理会让说话人感觉自己的心意有人明白,自己并非孤立无援。同理心会让人有真正被理解的感觉。

四、常见的沟通问题

1. 进行虚假的保证　照护者在和被照护者进行交流的过程中尤其容易

出现此类问题,为了让被照护者早日振作起来,照护者可能在没有事实支撑的情况下进行虚假的保证,或说一些肤浅的宽心话,这会让被照护者认为自己的感受被人忽视。而且一旦被照护者抱有虚幻的希望,如果没有达到理想的情况,被照护者可能面临更大的失望,这可能对其心理造成严重打击。

2. 快速下结论或提供解决问题的方法　这种沟通技巧乍看是帮助被照护者解决问题,实则暗示着信息接收者认为这部分信息不重要,或是没有意义。这会让对方感觉自己没有被认真倾听,从而感觉被忽视。

3. 生硬地改变话题　用直接改变主题的方式打断被照护者的表达,或是对不太重要的信息做出反应来模糊谈话的重点,会让人感觉到被忽视、不被理解,也会阻止被照护者说出有用信息。

4. 表示否认　对于一方的观点进行直接否认,可能会伤害其自尊,加大沟通双方的隔阂。值得注意的是,除语言外,皱眉、叹气等非语言性的不赞成也会阻碍沟通。

5. 主观判断或说教　有时照护者为了让被照护者摆脱负面的情绪,会试图用自己的观点来说服对方,例如会说"你不该这么想",出发点虽好,但表达的方式带有一定说教的意味,会让人感觉到否定感。当被照护者感觉对方无法理解自己,可能会回避一些重要的问题,造成沟通的阻碍。

加　油　站

在沟通过程中,为了达到顺畅、愉快的交流目标,双方都应当注意选择合适的交流技巧,并提供适当的反馈。

1. 用词　沟通过程中应当选择合适的、能让对方理解的词语,在双方讨论陌生的话题时,不应随意省略或使用专业性的术语,这会使双方更容易达成共识。

2. 语速　以适当的速度表达信息的内容,将更容易获得沟通的成功。谈话的语速过快会加大理解的难度。在强调某些内容时,可以适当停顿,促进理解,而频繁的停顿或者过于谨慎、犹豫的交谈则会传达负面情绪。

3. 语音和语调　同样的内容,使用不同的语音和语调可以表达出不同的含义,也可以表达出说话人的情绪,从而影响沟通的效果。在谈话的过程中,要注意使用适当的语音和语调,以免造成误解。在谈话之前,也应当调整好个人情绪,不要将负性情绪带入到谈话中,增加接收人的心理负担。

4. 表达清晰简洁　清晰简洁的语言有助于信息接收者在短时间内理解所传递的信息。尤其是照护者与被照护者沟通时,被照护者多有疲劳、疼痛等不适感,在说话时,应该保证发音清晰、适当举例、主题明确,保证被照护者能接收到必要信息。

5. 适宜的时间　选择沟通的时机是很重要的,时机不恰当,清楚的信息也可能传达失败。如果信息的接收者对于信息感兴趣,或者信息与目前的情境具有相关性,沟通的效率会更高。

6. 适时地使用幽默的语言　恰当的幽默可以缓解紧张的氛围,减轻压力,增加信息接收者的接受度。可以通过分享趣事、使用双关语句等方式,使对话氛围更加轻松、愉快。但是在某些场景下,如涉及严重的健康问题、需要慎重考虑的抉择以及一方处在沮丧的情绪中时,使用幽默也可能表示对他人的不尊重。

划 重 点

作为生活中最为平凡的一环,沟通往往得不到应有的重视。其实,照护者与被照护者之间的有效沟通,对于被照护者治疗、康复过程中的身心健康具有重要意义。我们不仅应该把有效沟通当作一门学问,认真地学习沟通技巧,避免常见的问题,更要一同积极地练习、交流,让照护者与被照护者间的沟通模式在各种事件的历练中变得更加有效、和谐。

为了便于照护,可记住如下口诀。

沟通要素真不少,谁出问题都不好。

想说之前先倾听,时时换位来思考。

诚恳沟通别说教,用词表达有一套。

有效沟通勤练习,真心实意最重要。

试 试 手

思考题

1. 有效沟通的要点有哪些?

2. 沟通中常见的错误有哪些?

(高墨涵　于 媛)

第五单元
肿瘤筛查

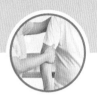

小 案 例

李奶奶,65岁,前不久刚刚确诊肺癌。李奶奶的老伴王爷爷每天都去医院探望,也和病友熟悉了起来。这天,王爷爷见到一位和自己年龄相仿的病友,不仅退休前的工作差不多,而且也都吸烟30余年。王爷爷左思右想,觉得自己也成了肺癌的高危人群,开始吃不下、睡不好。王爷爷应该做些什么检查呢?

一、家庭照护面临的问题

肿瘤虽然已经逐渐成为一种常见病、多发病,但是大多数人仍然缺乏对于这种疾病的正确认识。身边的家人、朋友罹患肿瘤,可能让照护者内心也产生对自己健康的隐忧。如果不能了解肿瘤的有效筛查方法,只剩谈癌色变,会对照护者身心健康造成很大危害。

二、家庭照护应掌握的技能

1. 照护者及被照护者了解肿瘤筛查的项目。
2. 照护者及被照护者能说出各个筛查项目的基本作用及适应类型。
3. 照护者及被照护者熟悉什么样的人可能需要肿瘤筛查。

跟 我 学

晚期肿瘤对于生命健康有很大危害,早期发现、早期治疗,可以极大地提高生存率,帮助我们和肿瘤和平共处,这就需要我们进行肿瘤筛查。肿瘤筛查,也可称为防癌体检,目的是发现早期或是没有症状的肿瘤患者。和普通的健康体检不同,肿瘤筛查无法涵盖全身各系统、各项指标的健康情况,但可以有针对性地筛查一些肿瘤。

肿瘤筛查的主要项目包括胸片、CT、超声、触诊、肿瘤标志物等,检查的手段可以分为影像学检查、血液检查和体格检查等。需要注意的是,我们不能仅靠检查方式来判断是否需要该项目,比如同样是"拍片子",不同的影像学检查针对不同的肿瘤类型,检查结果也会有很大差异。专业的肿瘤筛查门诊会根据要筛查的疾病选择不一样的筛查手段。

1. 胸片　即大家俗称的"X 线片"。胸片的普及性强、价格便宜,通过胸片可以直接确诊肺癌,但是不容易发现早期、体积较小的肿物。此外,胸片的检查效果还和肿物的位置有关系。如果肿物的位置靠近肌肉或者其他脏器,即使有一定体积,也容易被掩盖。

2. 低剂量薄层螺旋 CT　也是一种"照片子",只是"照相机"的位置是一圈圈旋转着进行扫描。拍摄的影像通过电脑进行数据分析重组,可以还原整个胸腔的结构,可以帮助医生更好进行诊断。名字中的"低剂量",是指检查造成的辐射剂量很低,只有普通 CT 检查的 1/8 左右。而"薄层"指的是 CT 两次"拍片子"之间间隔的距离,间距越短,扫描到的范围就越大,就越不容易漏掉可能的肿物。

3. 超声　和胸片相比,B 超发射的超声可以穿透 X 线难以透过的致密组织,可以清晰地发现组织中的异常,常用来筛查乳腺癌。尤其在我国,年轻女性乳房脂肪少、腺体细密,更适合采用超声检查。

4. 触诊　顾名思义,触诊就是用手去按压身体的相应部位,检查是否有异常肿块的检查手法。触诊简单、安全、快捷,对于容易触碰的位置,甚至可以自己在家进行规律检查。触诊中最常见的是筛查乳腺癌的乳房自检、筛查大肠癌的肛门指检以及筛查前列腺癌的前列腺触诊等。需要注意的是,触诊触到肿块,并不等于得了肿瘤,触诊的结果和当时的姿势、激素水平等有很大关系。规律进行自查并对比结果的变化,或是去医疗机构让医生帮忙检查,得出的结果才是较为可靠的。

5. 肿瘤标志物　是一种和肿瘤相关的物质,常常由恶性肿瘤细胞产生,或是由正常细胞受到肿瘤环境刺激所产生。这些物质往往存在于身体的不同器官中,有助于筛查不同器官产生的肿瘤。常见的肿瘤标志物包括对应肝癌的甲胎蛋白,对应胃癌的糖类抗原 724,对应胆囊癌和胰腺癌的癌胚抗原,对应前列腺癌的前列腺特异性抗原,对应卵巢癌的糖类抗原 125 等。肿瘤标志物的升高提示有罹患肿瘤的风险,但是它只能起到辅助诊断的作用。要想确诊还需要进一步检查。

加　油　站

所有人都可以进行肿瘤筛查,但是有些人群,随着年龄增长,因为生活习惯或是家族遗传,罹患肿瘤的风险会高于常人,甚至有人已经出现了一些症状。在这种情况下,就更需要去做肿瘤筛查。

1. 肺癌　50 岁以上人群应该进行肺癌筛查,尤其是有吸烟史的人。此外,如果直系亲属中有人得过肺癌,或是咳嗽、胸痛、痰中带血,长期低烧,体温保持在 37.5℃左右,更应当完善检查。

2. 结直肠癌　50 岁以上,家族有结直肠癌病史的人罹患风险更高。如您原本就患有慢性结肠炎、肠息肉,或是有下腹痛、便血、黏液便的症状,以及大便的频次、形态变化很大,应当去完善检查,或根据医生建议进行规律体检。

3. 胃癌　50 岁以上,家族有胃癌病史的人罹患风险更高。如您平时患有胃溃疡、胃肠息肉,应当进行规律体检;长期腹痛、腹泻,体重异常减轻,大便呈柏油样,应当及时就诊。

4. 乳腺癌　35 岁以上的女性应当进行规律乳房检查。乳腺癌已被证明可能和遗传有关,如果母系的亲属(外婆、姨母、姐妹等)曾患乳腺癌,应该特别注意检查。此外,初潮过早、绝经过晚以及未生育的女性,患乳腺癌的风险也比普通女性要高。如果乳房的形状发生改变,乳头不在哺乳期却有异常分泌物,乳房的胀痛和月经周期无关,应当及时去医院检查。

5. 前列腺癌　45 岁以上男性,尤其是有前列腺癌家族史、慢性炎症病史的人,应该进行规律体检。如果出现反复尿频、尿急、血尿的情况,应及时就诊。

划　重　点

肿瘤离我们并不遥远,早诊、早治是驱散肿瘤阴霾的一把利剑。规律筛查,未雨绸缪,可以让我们健康平安、远离肿瘤的侵扰。如果检查发现有问题,也不必惊慌,早期发现异常,及时处理,正是最大限度缩小肿瘤危害的有效方法。

为了便于照护,可记住如下口诀。

肿瘤筛查很重要,抗癌防癌真有效。

检查手法有专攻,早诊早治真奇妙。

高危人群多注意,别等生病再吃药。

试 试 手

思考题

1. 肿瘤筛查的方法有哪些?
2. 哪些人群应当进行肿瘤筛查?

(高墨涵 于 媛)

附录一
抗癌故事

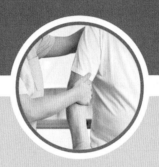

　　抗癌之路是一段漫长而艰辛的历程。很多人都体验过确诊时的悲痛，求医问诊的焦虑，病情恶化的失落，不知所措的无奈……其中的酸甜苦辣，只有过来人才能体会。

　　面对生命的挑战，我们应该如何应对？

　　这里呈现的五个"抗癌故事"的主人公，既有患者又有家属，既有职场精英也有专业人士。他们在患者、患者家属的角色中，分别经历了不同的压力与伤痛，也有各自的人生感悟及抗癌"宝典"。但他们最大的共同点就是拥有坚强、乐观的心态以及勇敢面对现实的精神。

　　希望通过他们的分享，能够帮助更多有相似经历的癌友及家庭，可以坦然面对身心的挫折，重燃对生命的希望。

故事一　信心是最好的"良药"

我是一家企业的老总。2007年,我48岁,正值盛年,红红火火的人生,却变成了黑色。

最初,我只是感到身体不适,间歇性耳鸣,有时候脖子也疼,以为是中耳炎,没太在意。后来症状越来越重,去医院看病,一系列检查做完,医生严肃地告诉我:鼻咽癌,而且肺部有转移征象,必须立刻住院进行治疗。

一贯冷静、理智的我,第一次感到了死亡的逼近。好在我素来乐观,紧张了一天,第二天就能直面疾病。医生告诉我,乐观估算,这个病应该还能活一年。既然这样,那就放手一搏,没准还能创造医学奇迹呢。

我下定决心和病魔作斗争,积极配合医生治疗。先是右肺叶做了手术,又先后化疗10次,放疗36次,随后又是1个周期的靶向治疗,治疗期间还因为放疗引起严重的放射性皮炎接受了皮肤移植手术。脱发、白细胞下降、放射性皮炎、口腔溃疡……这些治疗中的并发症被我一一攻克。

除了接受规范的治疗,我做得更多的是从生活习惯、饮食方式、心理健康方面进行积极调适和改变。

烟和酒立马戒掉,大鱼大肉也尽量不碰。每天早上,五点起床,喝一杯温水,下楼慢跑1小时,再步行10分钟,返回家中吃早餐。我的早餐很讲究,通常是1杯豆浆,再喝一杯五谷杂粮粉。三餐也很规律,确保每顿饭都有青菜,而且一周内吃的青菜不重复。早餐和午餐之间,会吃1个苹果;午餐和晚餐之间,一般吃3个核桃,1个西红柿,1个苹果。

中午休息半小时。我定了闹钟,严格执行这个时间表,睡不着的话就躺在床上养养神。起床后看电视、看书,晚上九点半,准时入睡。这样的习惯,我坚持了很多年。

除了生活、饮食方式的变化,我更多的是提醒自己要时刻保持坚强乐观的心态。面对癌症,人的第一反应就是恐惧,这很正常。但比恐惧更重要的是尽快适应这个状态,给自己找一个新的起点,新的出路,"向死而生"。

因为疾病,我也结识了很多病友。这些病友来自不同地方,有着不同的性格,不同的病症,不同的困扰。我把我的"秘籍"毫无保留地分享给他们,虽然我的方法不能完全套用,但我坚信积极的心态一定是战胜疾病的一剂"良药"。

我定期去医院复查。有一天,医生告诉我,按照临床标准,我的病已经痊愈。她也觉得有些不可思议。我真的创造了医学的奇迹!

4年前,我从工作岗位上退休。相比16年前,如今的我虽然瘦了一些,但精神依然很好,看着完全不像是一个经过数次放疗、化疗的"患者"。对于我来说,患病是一场飞来横祸,但绝不是唯一的伤痛。癌症就像高血压、糖尿病等其他慢性疾病一样,只要好好保养,定期复查,依然可以拥有美好的人生!

(谢娟根据资料整理)

故事二 跟负面情绪"和解"

一路走来,每次回忆过去,总有不同的感悟。

25 岁时,我的健康出现了状况,稍微运动一下就气喘吁吁,开始没有在意,一直拖到受不了才去看医生。

当我把我的 X 线片拿给医生看时,他突然大喊:"天啊!"然后又意识到什么,温和地对我说:"嗯,你这种情况,需要住院进一步检查,不过今天没有床位,明天来办理手续吧,请你在外面等一下。"

当时坐在候诊室等候的我,心中的感觉难以形容,我很确定这不是梦,却非常没有真实感,无法确定发生了什么事,只隐约感到不安。

那是一种从来没有经历过的沉默,连内心的独白都鸦雀无声,不知道该说什么。我并不能准确地描述当时的情绪,可能是有点紧张,说不上害怕,就是大脑一片空白但内心又充满压力。

说到这,我总想要感谢医护人员的告知技巧。虽然门诊医生一开始大叫"天啊"有点好笑,但之后他和其他专科医生会诊时,请我一起看 X 线片,然后细心解释说:"你看,胸腔这里应该是黑色的,但你这边有一块白色的,我们也不确定这是什么,所以要安排你住院,做进一步的检查……"这样的沟通让我减少了不少焦虑。而在住院期间医生查房时,他们也会根据我的反应跟我沟通,循序渐进地告诉我有哪些异常,大概是肿瘤,最后才告诉我诊断结果是"淋巴瘤"。

年轻又充满信心的我,没有犹豫,就开始接受治疗,做完 6 次化疗后,紧接着接受放疗。恶心、掉头发、血细胞减少……我都经历过,但是化疗效果很好,肿瘤消失了,在我身上也找不到癌细胞的踪影了。

从 2003 年底发现得了淋巴瘤,到 2004 年 7 月化疗和放疗正式告一段落。好不容易熬到治疗结束,正当我庆幸自己要开始回归正常生活时,又在 2004 年 10 月底因为急性胰腺炎急诊入院,住院检查才发现是肿瘤复发,这个时候距离之前治疗结束才两个多月。

得知复发我的心情有些低落,毕竟治疗才刚结束两个多月就传来复发的消息,而且还有转移。原本我以为自己年轻、身体好,就算患了癌症又能怎么样?我一定会治好的!

当时我对自己的乐观和积极还颇有几分得意,给自己起的网名都是"抗癌小斗士"。直到复发后,我才警觉,生命似乎没有我想象中的那么强韧。

在接下来长达 8 个月的住院期间,我一直很抗拒。身为一个好动的人,现在却要脱离正常生活,每天关在医院的病房中,还要接受痛苦的治疗,实在难以忍受。

现在回想起来,这些痛苦的回忆反而别具意义。比如为了避免胰腺继续发炎,医生从体外插入一根导管穿过肝脏,通到胆总管引流胆汁,这个过程长达一个小时,我完全清醒,痛不欲生,第一次开始怀疑生物课本上说肝脏没有痛觉神经是骗人的。但经过几次治疗我发现,这个最痛苦的回忆变成了一种比较标准,有助于我忍受某些疼痛。换句话说,我比以前更能够承受一些疼痛,因为跟那时的痛苦比起来,一些生活中的疼痛真的不算严重。

我曾经一度陷入无药可用的窘境。医生跟我沟通,说还得换药继续化疗,必须把肿瘤压到最小,再进行自体干细胞移植,这样效果才会好。

"如果还是控制不住呢?那就直接去做移植?"我问医生。

"那就要看情况了,治疗的方法有很多种,有积极的治疗,也有维持生活质量的治疗,要看每个人的选择……"主治医生回答。

我的选择是积极治疗,不断尝试,甚至试用刚上市的新药。后来,我还是转入移植病房进行自体干细胞移植。进入移植病房的前一晚,我难以入睡。感觉自己似乎可以坦然面对但又有些不舍,对于自己病症的无助感,让我不知道该乐观面对还是忧心忡忡。

这也让我开始思考生命的意义及目的,如果我就这样走了,这个世界会有什么样的不同?而如果我幸运地存活下来,我生命的意义和目的又会有什么样的改变?幸运的是,手术很成功。而我也可能需要用一辈子来寻找和验证这些问题的答案。

如今的我是一名事业有成的心理咨询师。我们经常在说重症患者要心怀希望,这是对病情有帮助的。因为过去的经验发现,面对疾病时的害怕和恐惧往往是治疗的最大障碍,而怀抱希望可以给我们克服恐惧的勇气。然而,希望不应该是一种伪装或强迫,用一种关心的压力强迫患者一定要乐观起来,或是没有任何根据地就说"你一定会好起来的!不用担心!"我们不应该把希望的焦点放在维持生命或接受治疗上。希望包含很多元素,如适当的目标、拥有自我选择、不为外力所控制、有动力往下走。

病友们都很关心自己要做什么样的治疗,想知道自己接受治疗后会不会好起来,甚至跟其他病友做比较。

但更重要的或许是我们怎么看待这个疾病,我们怎么看待要和病魔对抗的自己,我们怎么看待这个世界和其他人。最后,我们做了选择,并对自己的选择负责。

(北 辰)

故事三　陪伴是最长情的告白

2017年绝对是我最难忘的一年。

5月的一天,我的爱人告诉我,她无意中摸到右侧乳房长了一个小包块,但是不痛也不痒。我关心地说:"长个东西总不是好事,还是去医院看看吧,也好放心一些。"于是,我陪着她来到附近的医院,医生给她做了个小手术,告诉我们三天后来取病理报告。当我如约去取报告时,却被报告上的几个字惊呆了:乳腺癌!

那一刻,我觉得整个人都快要崩溃了。我的第一个念头是我爱人会不会死啊?儿子马上要小升初,没有妈妈怎么办?好在医生安慰我,现在医学技术很发达,抓紧治疗,治愈的机会很大。

医生的话就像一棵救命稻草,瞬间让我看到了希望。我立刻发动所有与医院有关系的朋友,帮忙联系医院和医生。在朋友的推荐下,我们选择了肿瘤专科医院治疗。

住进医院后,经过一系列的检查,医生告诉我,可以安排手术了,但是手术要切掉右侧的乳房。这一刻,我陷入了两难之地,不知道如何告诉爱人这个"坏消息"。在这之前,怕她胡思乱想,我只是告诉她住院进一步检查。当我鼓足勇气,准备如实相告时,她哭了。她说,转院治疗的时候她就觉得不对劲,偷偷翻看我的手机,看到了诊断结果,她哭了整整一个晚上。为了不让我担心,她装作什么都不知道,一切听从我的安排。我也哭了,我紧紧地抱着她,告诉她,无论她变成什么样子,我都会一直爱她,我们一家人永远不分开!

手术非常顺利。在医院住了几天后,我们回家休养了一个月。休养期间,我和儿子想着法子逗她开心,从不下厨的我,也学会了照着菜谱给她换着花样做营养餐,努力提高她的抵抗力,准备迎接下一场为期八个月的漫长化疗之路。

我对化疗一无所知。我也不明白好好的一个人,就是输了几瓶液体,为什么就什么都吃不下了,人也没有精神了。医生告诉我这是药物的不良反应,护士告诉我饮食要清淡,要少量多餐。于是,怎么能够让她多吃一口,成了我每天绞尽脑汁思考的问题。还好这种状况只在最初比较严重,之后就好多了。随着时间和经验的积累,我们夫妻俩越来越能应对化疗期间的身体状况及会出现的反应,每到一个新阶段,只要一感觉有所不同,我俩就会通过观察、沟通与摸索,适时进行调整。

终于有一天,医生笑着告诉我们:"恭喜,你们可以'毕业了'!"那一刻,我们全家人像打了一场胜仗一样欢呼雀跃!

回想这一路走来,有许多艰难的时刻,但我们一一挺过来了。也觉得很幸运,遇到了值得信任的医疗团队,在很多方面都给了我们这个家庭很大的支持。特别是在我得知爱人骨转移,又一次几近崩溃的时候,他们邀请我们一家人参加医院组织的"亲子营"活动。整整两天,我们和十几个家庭一起,在医生、护士、社区工作者的带领下,做各种亲子游戏,分享彼此的故事、病症、烦恼、经验,那时我们觉得并不孤单,压力也消散了许多,有更大的勇气和希望坚持走下去。就连一向贪玩的儿子都一下子变得懂事了许多。为此,我一直心怀感恩。

如今,我爱人已经康复六年之久,早已精气满满地投入到她喜爱的工作中。我们的小家也恢复了往日的平静与安宁。正是因为经历过这段艰难的日子,我们更能理解那些癌友家庭所承受的痛和难。所以,我们也希望以"过来人"的身份,提供力所能及的帮助。我和爱人都加入了医院义工团队,我有一手理发的好手艺,每周都会抽出一个下午的时间,到医院一边为患者理发,一边跟他们谈天交流,倾听他们的故事,也分享我们的故事,彼此抚慰,抱团取暖。

这是我们家的故事。

或许这些经历跟你们很不一样,但我想说,在抗癌的这条路上,你不孤单。虽然身体软弱了,但是只要彼此相互扶持,必能一起走过这条艰难的路。

(谢娟　王效根据访谈录音整理)

故事四　爱情创造生命奇迹

发现得病的那年我26岁。我在生病前长发飘飘,热爱健身,每天会健身,休假时喜欢和好友游山玩水。感情方面,刚找到了心仪的另一半。事业方面,刚刚轮岗到新岗位,一切都在往好的方向发展。而9月例行体检的B超诊断结果让一切美好戛然而止!

其实这不是我第一次接触癌症,以前我是作为家属,旁观癌症,也曾谈癌色变,我的奶奶是乳腺癌病逝的,我父亲是喉癌病逝的。25岁时我因为甲状腺微小乳头状癌在其他医院做了手术,属于我的"蝴蝶"飞走了。那时我心想,其实甲状腺癌挺好,算是"幸福癌",正常的生活不受影响。没想到过了一年,乳腺癌又再次找上了我。

诊断初期,我不愿相信这个结果,坐在全是"光头"患者的楼道里,内心很恐惧,想哭。我还有太多心愿没有完成,就进入了生命"倒计时"。医生姐姐放下手里的工作抱着安慰我,给我逐条解释那些指标,告诉我其实不用那么恐惧,现在乳腺癌的治疗手段有很多,是可以治愈的,让我暂时冷静下来。我向刚谈了几个月的男朋友坦白了我可能出现的病情,还嘴硬说希望他忘记我,重新找一个爱的女孩好好生活,惹得他一个大男人哭得眼睛通红。在之后的日子里,他没事儿就给我发消息,发视频看我情绪好不好,其实他一直在考虑。

终于有一天半夜,我收到他发过来的一条知乎分享,内容大致是一个女孩抗癌成功,还守住了爱情。他对我说不想分手,我们要一起创造奇迹。就这样,我的男朋友陪着我开始了治病之路。

屋漏偏逢连夜雨。手术前检查结果发现我的甲状腺病情出现了复发,经过乳腺科和头颈科的会诊,决定先做乳腺手术恢复好后再做甲状腺手术。面对未知的未来,在手术前一夜我写了一封长长的信给男朋友,大致内容是我俩之间不会有未来,虽然他不放弃我,但是他的父母对这件事肯定也会有异议。我的男朋友向父母坦白了我的病情,那晚我接到了他妈妈的电话,老人陪着我一起哭,然后告诉我,他们支持儿子的决定,不管我的病情如何,都支持我们恋爱,这通电话给了我莫大的勇气。

医生为我成功实施了保乳手术,随后又在头颈科住院做了甲状腺的二次手术,手术结果显示有淋巴转移,所以要做碘-131 治疗。于是,治疗方案就是 8 次化疗 +25 次放疗 +1 次碘 -131,这听起来就很可怕,但在男朋友的陪伴下,我一路披荆斩棘,勇敢"闯关"成功!

其实人来到这个世界,总会经历一些不好的事情,而正是因为这些不好的事情才能突出好的事情,也正是因为经历过痛苦,才会更加珍惜幸福的每一个瞬间。得病不是人生的终结,只是按下暂停键,好好休息一阵子,病治好后,一切回归正常的生活。

我很庆幸拥有这段与死神"擦肩而过"的经历,让我比同龄人的内心更强大,对待事物更宽容,更感恩这段经历成为爱情的"试金石",让我看到了另一半的责任与担当。当我再一次长发及肩的时候,我们举办了欢乐又感人的婚礼,那一刻,我是最幸福、最美丽的新娘!

生活都是起起伏伏,经历过后,以后的日子便会一路高歌。如今,我已重返热爱的工作岗位,虽然忙碌但成就感满满。生活,又回到了最美好的样子!

(糖 糖)

故事五　从抗疫勇士到抗癌斗士

1997 年 6 月,我有幸成为肿瘤科的一名护士。工作二十多年,护理过无数与病魔战斗的患者,从未曾想过,有一天自己也会成为其中的一员。2019 年 12 月,新型冠状病毒肆虐,我加入了抗击疫情的战斗中。工作很忙但很充实,下班后会感到一些疲劳。2020 年国庆期间,我发现自己简单活动一下,心率就会上升到 120 次 / 分。10 月 8 日到医院进行检查,经活检穿刺等一系列检查,最终确诊为弥漫性大 B 细胞淋巴瘤累及左侧腭扁桃体、颈胸部腹部淋巴结、前纵隔、双侧胸腹膜、腹部筋膜! 这个检查结果犹如晴天霹雳,我没想到自己病得如此严重,而且发现得还这么晚。但也佩服自己,用顽强的毅力战胜了身体的不适。自此,我开启了抗癌治疗,没有抱怨,也没有愤怒,坦然接受了生活的安排,这可能也是肿瘤科工作经历所带来的从容吧。

原以为自己的生命会定格在 2020 年,没想到 2023 年了,我还活着,淋巴瘤也完全缓解。现在就把我的一些体会和心得分享给还在与病魔战斗的战友们吧!也希望能把我的好运传递给你们!

完全信任自己的医生。尽快到有肿瘤专科的综合医院或肿瘤专科医院进行治疗。这些医院的医生都非常专业,有丰富的肿瘤治疗经验,了解最前沿的治疗方法。无须在网络上寻找治疗方案,每个人的病情并不相同,只有全方位检查后,医生才能制订最适合的治疗方案。治疗期间积极配合主治医生,按医生的计划进行治疗。医者仁心,医生们更加希望患者能尽快痊愈,回归家庭,回归社会。

放平心态,接受当下的自己。治疗过程的痛苦无须过多赘述,要勇敢接受现在的自己,学会转换成患者的角色。比如,有胸腔置管就好好保护引流管别扯掉了;头发掉了就掉吧,它还会长起来的;想吐就吐吧,吐完之后继续进食;把自己的症状及时反馈给医生,让他们来想办法,我们只需要积极配合治疗,相信一切都会好起来的;疼得睡不着时,立即报告医护人员,寻求帮助,做做深呼吸,听听音乐;不要老想着自己生病以前的生活,那样只会更加痛苦和难过。接受现在的自己,身体也许是疼痛的,生活的范围也只能在一米宽的床上,但要慢慢学会和现在的自己和平相处,心态放平了,也更加有利于治疗。

设立一个小目标,让生活有希望。生病后,我觉得自己命不久矣,当时身体左右两侧都安置了胸腔引流管,右手安置 PICC 输注化疗药,左手有留置针输注支持液体,鼻子上还有一根氧气管,还要进行腰椎穿刺打化疗药。我给自己定的小目标就是能活过这个化疗周期。目标如果定得过高,一方面不容易实现、没有成就感,另外一方面,遥遥无期的愿望会令人失望,小目标达到了会有小喜悦!我的目标很小,却很容易实现,每次出院我都很开心。看,又过了一关!有段时间我非常虚弱,我的目标就改为能活过今天,当第二天天亮了,我对自己说:你真棒,又多活了一天!现在我的目标又变了,我想能活着看到上初二的孩子升入高中!

改变不良习惯,让你的生活更健康。我有十多年的时间,都是在晚上 12 点以后睡觉,但第二天精力旺盛、头脑清醒,所以觉得自己的身体没问题,从来没去就诊过。生病后天天吃助眠药,让自己早睡。食物方面,要多吃新鲜食物,各种肉类,包括海鲜(过敏的病友不要吃)经常换着吃。少吃或尽量不吃烟熏、腌制的食物,如腊肉香肠、酸菜泡菜、臭豆腐乳、皮蛋等。蔬菜也要经常换着吃,尽量吃应季的,少吃反季节蔬菜。水果糖分含量高,要注意控制摄入量。根据自己身体条件进行适度锻炼,我的体力差,主要的运动方式是散步。另外,医院康复科还有专业的康复医生,可以帮助我们制订锻炼计划!

开心活着,笑对生活。

虽然上天给我们开了个大玩笑,但事已至此,多想也没有意义,还会给自己徒增烦恼。闲暇之余,可以做一些让自己开心的事情。我的乐趣就是看看喜剧片和短视频,病友们可根据自己的兴趣爱好自由调整,不要沉迷在消极的情绪中。

赶快动起来吧!活在当下,笑对生活,战胜病痛!

(马 丽)

附录二
师资必读

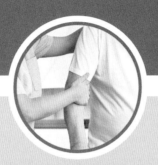

目前，肿瘤患者出院后的照护工作主要依靠家属，同时还有一部分依托养老机构、家政机构及保姆等。然而，无论是家庭还是照护机构，为肿瘤患者提供的照护服务水平参差不齐，如何保证肿瘤患者由医院向居家护养环境转换后，照护者也能同步、同质地掌握最核心的照护技巧，这是肿瘤患者居家护养面临的一个重要的现实问题。医护人员不仅需要承担居家护养知识普及的责任，也需要作为重要的传播力量，对主要的操作技术进行培训。

因此，为延长和优化"治疗 - 康复 - 长期护理"的服务链条，使照护者有章可循，有据可依，为患者提供更加科学、适宜、连续性的健康服务，本书设置了"师资必读"部分，对操作技术较多的章节或单元设计考核评价标准，旨在为医疗机构内的专业师资人员提供培训参考，进而将居家护养技术向护理员（护工）或居家照护者推广与普及。

实训活动组织流程

一、实训任务设计

作为肿瘤患者居家护养技术传播的师资,实训活动的核心在于实训任务的设计。培训前,由培训师结合课程内容,培训对象的文化水平、技能水平、学习需求等情况进行实训任务的设计。内容涵盖综合考评设计、实训课程安排、分组实训组织三个部分。综合考评设计是以模拟居家照护实际案例的方式,在情景中完成理论知识和技术操作的考核。实训课程安排包括理论讲解和技术操作,以居家照护情景实例为切入点,提出问题,引发学员思考,再以问题为导向确定理论和实训的学习目标,培训师资围绕操作要点及注意事项进行讲解和示范。分组实训组织的目的在于通过实践进一步强化培训效果,锻炼动手能力,在实训中针对学员存在的问题逐一指导、纠偏,最后集中进行课堂反馈与交流,达到全体学员培训同质化的目的。实训任务设计框架,如下表所示。

实训任务设计框架

综合考评设计	以模拟居家照护实际案例的方式,在情景中完成理论知识和技术操作的考核
实训课程安排	1 学时理论讲解,1 学时技术操作
分组实训组织	1. 以居家照护情景实例作为切入点,提出问题,引发学员思考 2. 以问题为导向确定理论和实训的学习目标 3. 围绕操作要点及注意事项进行讲解和示范 4. 实训中针对学员存在的问题逐一指导、纠偏 5. 课堂反馈与交流
备注	居家照护人员和护理员完成实训任务

二、实训后综合考核评价

实训任务完成后,开展多维度考核。考评结构以实际被照护者的照护需求作为考核情景,进行理论知识和技术操作相结合的综合考评,考核比重为操作技能占 60%(包括操作前准备、操作步骤),相关知识占 20%(可以以提问形式开展),人文素养及被照护者的满意度占 20%。每一项评分等级均分为 A、B、

C、D 四个层次,按照等级高低,对应分值逐级递减。每一项技术考核评分表如后边各章节技术评分表所示。

第一章 肿瘤患者常见症状居家护养

第五单元 淋巴水肿居家护养

师资必读

实训任务设计	
综合考评设计	通过案例的方式,采用图片和理论结合的方法,掌握淋巴水肿的自我手法引流、自我绷带包扎及压力袖套佩戴注意事项
实训课时安排	1学时理论讲解,2学时操作
实训组织	1. 学员讨论实际操作中会遇到的重点和难点内容 2. 通过多媒体课件进行技能知识内容授课 3. 教师引导该课时的关注重点 4. 通过模拟演示和理论回答的方式对知识进行考核
备注	有资质的康复护养人员或照护者完成实训任务

考评结构

1. 以实际照护者的状况为模拟案例,采用理论与实际相结合的考核形式。

2. 考核比重　知识占10%,技能占80%,人文占10%。

3. 考核评分　如附表1。

附表1　淋巴水肿自我管理技术评分

项目	项目总分	操作要求	评分等级及分值				实际得分
			A	B	C	D	
操作前准备	10	穿戴整齐,取下尖锐物品	1	0	0	0	
		讲解操作的目的,取得被照护者的配合	3	2	1	0	
		环境:宽敞、安静、温湿度符合要求 被照护者:病情、意识状态、患肢皮肤完整性、活动耐力、配合程度	3	2	1	0	
		用物准备:润肤乳、尺子、绷带套装、剪刀(压力袖套根据需要)	3	2	1	0	

续表

项目	项目总分	操作要求	评分等级及分值				实际得分
			A	B	C	D	
皮肤护理	12	清洗皮肤温度合适	4	3	2	1~0	
		使用正确方法擦拭	4	3	2	1~0	
		润肤乳使用正确	4	3	2	1~0	
自我手法引流	18	测量肢体围度方法正确,记录	5	4	3	2~0	
		手法引流方法正确	8	4	3	2~0	
		遵循手法引流原则	5	4	3	2~0	
自我绷带包扎	25	绷带选择正确	4	3	2	1~0	
		管状绷带包扎正确	5	4	3	2~0	
		手指绷带包扎正确	5	4	3	2~0	
		棉质衬垫包扎正确	5	4	3	2~0	
		低弹绷带包扎规范	6	4	3	2~0	
压力袖套穿着	15	袖套大小及压力符合要求	5	4	3	2~0	
		正确穿戴袖套	5	4	3	2~0	
		袖套保养方法合适	5	4	3	2~0	
提问	10	各项训练相关知识	10	7	4	1	
人文满意	10		10	7	4	1	
总分	100						

第二章　肿瘤患者安全与延续治疗居家护养

第二单元　感 染 预 防

师资必读

实训任务设计	
综合考评设计	通过案例的方式,采用图片和理论结合的方法,掌握酒精(乙醇)擦浴的方法和注意事项
实训课时安排	1学时理论讲解,1学时操作
实训组织	1. 通过小案例,学员讨论实际操作中会遇到的重点和难点内容 2. 通过多媒体课件进行技能知识内容授课 3. 教师引导该课时的关注重点 4. 通过模拟演示和理论回答方式对知识进行考核
备注	有资质的康复护养人员或照护者完成实训任务

考评结构

1. 以实际照护者的状况为模拟案例,采用理论与实际相结合的考核形式。

2. 考核比重　知识 20%,技能占 60%,人文关怀占 20%。

3. 考核评分　如附表 2。

附表 2　酒精(乙醇)擦浴技术评分

项目	项目总分	操作要求	评分等级及分值				实际得分
			A	B	C	D	
操作前准备	10	穿戴整齐,洗手	1	0	0	0	
		讲解操作目的,取得被照护者的配合	3	2	1	0	
		环境:宽敞、安静、温湿度符合要求 被照护者:病情、意识状态、患肢皮肤完整性、活动耐力、配合程度	3	2	1	0	
		用物准备:治疗盘内(大毛巾、小毛巾、冰袋),治疗盘外备洗脸盆(盛放 30 ℃、25%~35% 乙醇 200~300 毫升),手消毒液,医疗垃圾桶,生活垃圾桶	3	2	1	0	
擦拭的顺序	12	双上肢 1. 颈外侧 - 肩 - 肩上臂外侧 - 前臂外侧 - 手背 2. 侧胸 - 腋窝 - 上臂内侧 - 前臂内侧 - 手心	4	3	2	1~0	
		腰背部:颈 - 肩 - 臀	4	3	2	1~0	
		双下肢 1. 外侧　髂骨 - 下肢外侧 - 足背 2. 内侧　腹股沟 - 下肢内侧 - 内踝 3. 后侧　臀下 - 大腿后侧 - 腘窝 - 足跟	4	3	2	1~0	
擦拭的时间	18	每侧(四肢、背腰部)3 分钟	8	4	3	2~0	
		同法擦拭对侧 3 分钟	5	4	3	2~0	
		规定时间内完成(20 分钟)	5	4	3	2~0	

续表

项目	项目总分	操作要求	评分等级及分值				实际得分
			A	B	C	D	
操作后处理	20	更换干净衣裤,取舒适体位	4	3	2	1~0	
		整理床单位	5	4	3	2~0	
		观察被护理人员的皮肤和感受(如有异常,停止擦浴,及时处理)	5	4	3	2~0	
		用物处理规范	6	4	3	2~0	
提问	20	擦浴相关知识、注意事项	20	7	4	1	
人文关怀	20		20	7	4	1	
总分	100						

第三章　肿瘤患者康复居家护养

第三单元　永久性造口居家护养

师资必读

实训任务设计	
综合考评设计	通过案例的方式,采用图片和理论结合的方法,掌握造口袋更换和佩戴的注意事项
实训课时安排	1 学时理论讲解,1 学时操作
实训组织	1. 学员讨论实际操作中会遇到的重点和难点内容 2. 通过多媒体课件进行技能知识内容授课 3. 教师引导该课时的关注重点 4. 通过模拟演示和理论回答方式对知识进行考核
备注	有资质的康复护养人员或培训后的照护者完成实训任务

考评结构

1. 以实际照护者的状况为模拟案例,采用理论与实际相结合的考核形式。

2. 考核比重　知识 10%,技能 70%,人文关怀 20%。

3. 考核评分　如附表 3。

附表 3 技术评分

项目	项目总分	操作要求	评分等级及分值				实际得分
			A	B	C	D	
操作前准备	10	穿戴整齐,洗手	1	0	0	0	
		讲解操作的目的,取得被照护者的配合	3	2	1	0	
		环境:宽敞、安静、温湿度符合要求 被照护者:病情、意识状态、患肢皮肤完整性、活动耐力、配合程度	3	2	1	0	
		用物准备:治疗盘内放药包含生理盐水棉球、乳胶手套、造口袋一件式或两件式、夹子、剪刀、卡尺、皮肤保护膜、造口护肤粉,医疗垃圾袋	3	2	1	0	
更换新造口袋前准备	12	戴乳胶手套	4	3	2	1~0	
		暴露引流管,检查置管处	4	3	2	1~0	
		检查新造口袋有无破损	4	3	2	1~0	
揭下原造口袋	18	暴露造口,注意保暖	5	4	3	2~0	
		弯盘接造口排泄物,一手按压皮肤,一手由上向下揭下原造口袋底盘,对折造口袋置于医疗垃圾袋	8	4	3	2~0	
		用生理盐水由外向内清洁皮肤,再用干纱布由外向内擦干,并注意观察皮肤情况	5	4	3	2~0	
固定新造口袋	25	用卡尺测量造口的大小、观察其性状	5	3	2	1~0	
		沿线修剪造口底盘至合适大小	5	4	3	2~0	
		撒造口护肤粉	5	4	3	2~0	
		由下向上粘贴,轻压内侧周围,再由内向外加压,使造口盘紧贴皮肤	6	4	3	2~0	
		夹上夹子	4	4	3	2~0	
观察及记录	5	更换的日期和时间	5	4	3	2~0	
提问	10	各项训练相关知识	10	7	4	1	
人文关怀	20		20	7	4	1	
总分	100						

第四章 肿瘤患者实用居家护养技术

第一单元 腹腔引流管居家护养技术

师资必读

实训任务设计	
综合考评设计	通过案例的方式,采用图片演示和理论授课结合的方法,掌握腹腔引流管照顾技术和注意事项
实训课时安排	1学时理论讲解。根据患者居家腹腔引流管护理要点,设计模拟案例,1学时进行理论考核
实训组织	1. 通过案例导入,引出本章节重点内容 2. 通过多媒体课件进行技能知识内容授课 3. 教师引导该课时的关注重点和特殊情况处理 4. 对腹腔引流管护理相关知识进行考核
备注	有资质的肿瘤专科护理人员完成讲授任务

考评结构

1. 以实际照护者的状况为模拟案例,采用理论与实际相结合的考核形式。

2. 考核比重 知识10%,技能70%,人文20%。

3. 考核评分 如附表4。

附表4 腹腔引流管护理技术评分

项目	项目总分	操作要求	评分等级及分值				实际得分
			A	B	C	D	
操作前准备	10	穿戴整齐,洗手	1	0	0	0	
		讲解操作目的,取得被照护者配合	3	2	1	0	
		环境:宽敞、安静、温湿度符合要求 被照护者:病情、意识状态、皮肤完整性、活动耐力、配合程度	3	2	1	0	
		用物准备:量杯、纱布、胶布	3	2	1	0	
观察引流液	15	观察引流液的颜色	5	3	2	1~0	
		观察引流液的性质及量	5	3	2	1~0	
		观察引流量时视线与液面齐平	5	3	2	1~0	

续表

项目	项目总分	操作要求	评分等级及分值 A	B	C	D	实际得分
倾倒引流液	15	用量杯测量引流液	5	4	3	2~0	
		记录引流量	5	4	3	2~0	
		引流量大于100毫升联系医生处理	5	4	3	2~0	
保持引流管通畅	20	妥善固定引流管	4	3	2	1~0	
		避免引流管扭曲、打折、堵塞	4	3	2	1~0	
		间断挤压引流管	4	3	2	1~0	
		平卧时引流管低于腋中线	4	3	2	1~0	
		站立时引流管低于腹部切口	4	3	2	1~0	
观察引流口周围皮肤	10	观察置管口处敷料,保持清洁干燥	5	4	3	2~0	
		如果有渗血渗液按照医嘱换药	5	4	3	2~0	
提问	10	腹腔引流管意外脱管紧急处理方法 腹腔引流管居家护理注意事项	10	7	4	1	
人文关怀	20		20	7	4	1	
总分	100						

第二单元 运动康复技术

师资必读

实训任务设计	
综合考评设计	通过案例的方式,采用图片和理论结合的方法,掌握关节活动技术、肌肉训练、平衡训练、步行训练方法和注意事项
实训课时安排	1学时理论讲解,2学时操作
实训组织	1. 学员讨论实际操作中会遇到的重点和难点内容 2. 通过多媒体课件进行技能知识内容授课 3. 教师引导该课时的关注重点 4. 通过模拟演示和理论回答方式进行考核
备注	有资质的康复护养人员或照护者完成实训任务

考评结构

1. 以实际照护者的状况为模拟案例,采用理论与实际相结合的考核形式。

2. 考核比重　知识 10%,技能 80%,人文关怀 10%。

3. 考核评分　如附表 5。

附表 5　运动康复技术考核评分表

项目	项目总分	操作要求	评分等级及分值				实际得分
			A	B	C	D	
操作前准备	10	穿戴整齐,取下尖锐物品	1	0	0	0	
		讲解训练的目的,取得被照护者的配合	3	2	1	0	
		环境:宽敞、明亮、安静、无障碍物,地面干燥 评估被照护者:病情、意识状态、认知、立位平衡、肢体活动情况、步行能力、活动耐力、配合程度	3	2	1	0	
		用物准备:选择合适的辅助器具,处于备用状态	3	2	1	0	
关节活动技术	15	关节活动范围适中	5	4	3	2~0	
		关节活动顺序正确	5	4	3	2~0	
		关节活动方法,如桥式运动方法到位	5	4	3	2~0	
肌力训练	15	能正确评估被照护者肌力	5	4	3	2~0	
		能根据被照护者情况选择正确的肌力训练方法	5	4	3	2~0	
		徒手肌力训练、抗重力训练、抗阻力训练方法正确	5	4	3	2~0	
平衡训练	20	遵循由易到难,由坐位训练到立位训练原则	5	4	3	2~0	
		坐位训练方法正确,动作要领操作到位	5	4	3	2~0	
		立位训练方法正确,动作要领操作到位	5	4	3	2~0	
		训练过程中关注被照护者安全和耐力	5	4	3	2~0	
步行训练	20	正确把握步行训练量	5	4	3	2~0	
		侧方辅助行走方法正确,动作要领操作到位	5	4	3	2~0	
		后方辅助行走方法正确,动作要领操作到位	5	4	3	2~0	
		能够关注照护者安全,能做到避免过度辅助,适度鼓励被照护者	5	4	3	2~0	

续表

项目	项目总分	操作要求	评分等级及分值				实际得分
			A	B	C	D	
提问	10	各项训练相关知识	10	7	4	1	
人文关怀	10		10	7	4	1	
总分	100						

第三单元 中医适宜技术

师资必读

实训任务设计	
综合考评设计	通过图片和理论讲解结合的方法,掌握艾灸、穴位按摩、穴位贴敷方法和注意事项,并发症护理
实训课时安排	3学时理论讲解,3学时操作
实训组织	1. 学员讨论实际操作中会遇到的重点和难点内容 2. 通过多媒体课件进行技能知识内容授课 3. 教师引导关注该课时的重点 4. 通过模拟演示和理论回答方式对知识进行考核
备注	有资质的中医专科护士完成讲授任务

考评结构

1. 以实际照护者的状况为模拟案例,采用理论与实际相结合的考核形式。

2. 考核比重 知识10%,技能80%,人文10%。

3. 考核评分 如附表6。

附表6 中医适宜技术评分表

项目	项目总分	操作要求	评分等级及分值				实际得分
			A	B	C	D	
操作前准备	10	穿戴整齐,取下尖锐物品,修剪指甲	1	0	0	0	
		讲解操作的目的,取得被照护者的配合	3	2	1	0	
		环境:安全、宽敞、明亮、安静 评估被照护者:病情、意识状态;对艾绒、贴敷药物无过敏史;施灸、贴敷或按摩部位皮肤情况;对热、气味、按摩力度的耐受程度	3	2	1	0	
		用物准备:艾条、皮尺、穴位贴、润滑油、保暖物品、打火机、灭火广口容器、湿纸巾	3	2	1	0	

续表

项目	项目总分	操作要求	评分等级及分值				实际得分
			A	B	C	D	
灸法	30	掌握不同的灸法,根据情况选择合适的施灸方法	5	4	3	2~0	
		能正确定位取穴	5	4	3	2~0	
		艾条与皮肤距离符合要求	5	4	3	2~0	
		随时询问和观察被照护者感受,根据反馈及时调整施灸距离	5	4	3	2~0	
		有安全意识,灸后能正确彻底熄灭艾条	2	1	0	0	
		能正确告知被照护者相关注意事项	3	1	0	0	
		能正确回答灸法相关注意事项	5	4	3	2~0	
穴位按摩	30	被照护者取舒适体位	1	0	0	0	
		根据被照护者症状正确选择经络	5	4	3	2~0	
		腧穴部位定位方法正确	5	4	3	2~0	
		正确实施点、揉、推、敲手法	5	4	3	2~0	
		准确确定经络走向	5	4	3	2~0	
		掌握不同穴位揉捏频次	5	4	3	2~0	
		按摩力度适中,随时关注被照护者感受,及时调整手法及力度	4	3	2	1~0	
穴位贴敷	10	被照护者取舒适体位	1	0	0	0	
		正确选择贴敷穴位	5	4	3	2~0	
		清洁皮肤	1	0	0	0	
		询问被照护者是否有不适	1	0	0	0	
		告诉被照护者注意事项	2	1	0	0	
提问	10	相关理论问题	10	7	4	1	
人文关怀	10		10	7	4	1	
总分	100						

第四单元 精油按摩技术

师资必读

实训任务设计	
综合考评设计	通过案例和理论结合的方法,掌握常用精油的作用机理
实训课时安排	2 学时理论讲解,1 学时操作
实训组织	1. 学员讨论如何结合患者实际正确选择精油和给予途径 2. 通过多媒体课件进行理论授课 3. 通过案例和理论问答的方式对知识进行考核
备注	有资质的芳香治疗师完成讲授课任务

考评结构

1. 以实际照护者的状况为模拟案例,采用理论与操作相结合的考核形式。

2. **考核比重** 知识 20%,技能 60%,人文关怀 20%。

3. **考核评分** 如附表 7。

附表 7 精油按摩技术评分

项目	项目总分	操作要求	评分等级及分值				实际得分
			A	B	C	D	
操作前准备	15	穿戴整齐,取下尖锐物品,修剪指甲	3	2	1	0	
		讲解操作目的,取得被照护者的配合	2	1	0	0	
		环境:安全、宽敞、明亮、安静 评估被照护者:病情、意识状态、对精油气味有无过敏对气味是否耐受,按摩力度的耐受程度	5	4	3	2~0	
		用物准备:保暖盖被、精油	5	4	3	2~0	
操作实施	45	根据照护者实际情况,选择合适的精油	5	4	3	2~0	
		正确选择精油给予途径	5	4	3	2~0	
		对于睡眠障碍患者能够选择合适的精油进行足浴,足浴时间和频次合适	5	4	3	2~0	
		对于便秘患者能够选择合适配方的精油,顺时针按摩腹部,按摩频次合适	5	4	3	2~0	

续表

项目	项目总分	操作要求	评分等级及分值				实际得分
			A	B	C	D	
操作实施	45	水肿患者实施精油按摩时,能够由下往上向心端螺旋式按摩,正确评估患者的耐受程度,给予相应频次的按摩	5	4	3	2~0	
		对于患者的疼痛,能够评估患者耐受度,并采取由下往上的方式按摩,力度适中	5	4	3	2~0	
		对于患者的焦虑和抑郁,能够选择合适配方精油,正确选择涂抹部位或者鼻嗅方法	5	4	3	2~0	
		能正确评估精油使用的适应证和禁忌证	5	4	3	2~0	
		精油按摩中关注被照护者的感受	5	4	3	2~0	
提问	20	各种精油作用机理	5	4	3	2~0	
		精油按摩注意事项	10	7	4	1	
		精油给予常见途径	5	4	3	2~0	
人文关怀	20		20	15	10	5	
总分	100						

第五单元 冥想技术

师资必读

实训任务设计	
综合考评设计	通过个人体验与理论结合的方法,掌握冥想技术的基本方法
实训课时安排	2 学时理论讲解,1 学时操作
实训组织	1. 学员讨论如何结合患者实际正确选择适合自己的冥想方法 2. 通过多媒体课件进行知识内容授课 3. 通过案例和理论问答方式对知识进行考核
备注	有资质的心理治疗师完成讲授任务

考评结构

1. 以实际照护者的状况为模拟案例,采用理论与实际相结合的考核形式。

2. 考核比重 知识 20%,技能 60%,人文关怀 20%。

3. 考核评分 如附表8。

附表8 冥想技术评分

项目	项目总分	操作要求	评分等级及分值				实际得分
			A	B	C	D	
操作前准备	15	穿着舒适的衣物	3	2	1	0	
		根据被照护者的习惯选择合适的时间和地点	2	1	0	0	
		环境:安全、宽敞、明亮、安静 评估被照护者:病情、意识状态、正念冥想操作配合程度	5	4	3	2~0	
		用物准备:播放轻音乐设施(必要时)	5	4	3	2~0	
操作实施	45	在冥想静坐时,能够正确引导被照护者关注当下,关注呼吸	5	4	3	2~0	
		能够引导被照护者保持自然的节奏和感受呼吸气流变化	5	4	3	2~0	
		能够引导被照护者感受呼吸的运动,专注呼吸的起伏	5	4	3	2~0	
		能够引导被照护者感受呼吸从开始到自然结束	5	4	3	2~0	
		能够引导被照护者享受呼吸的节奏,让呼吸在知觉中居于主导地位	5	4	3	2~0	
		如有分心情况,引导师能够正确引导被照护者关注当下	5	4	3	2~0	
		通过引导,被照护者能够正确进行身体扫描	5	4	3	2~0	
		冥想结束后能够正确评价被照护者的感受	5	4	3	2~0	
		能够正确处理被照护者冥想过程中身体部位的疼痛、麻木等不适	5	4	3	2~0	
提问	20	能够正确理解冥想意义	5	4	3	2~0	
		正确回答冥想注意事项	5	4	3	2~0	
		正确回答冥想中身体不适的处理方法	10	7	4	1	
人文关怀	20		20	15	10	5	
总分	100						

(雷双燕 冯瑞 王效)

参 考 文 献

［1］肖翠.饮食疗法对肺癌化疗患者恶心呕吐的临床影响研究.饮食保健,2020, 50: 54.

［2］陈曦.穴位按压在缓解癌症患者化疗相关恶心呕吐中的应用.健康必读,2021, 4: 194.

［3］耿敬芝,周然.芳香疗法用于妇科恶性肿瘤患者术后恶心呕吐的效果研究.中国肿瘤临床与康复,2021, 01: 13-16.

［4］陆宇晗,张红.肿瘤科护士一本通.北京:中国医药科技出版社,2018: 70-73.

［5］陆宇晗.肿瘤患者居家护理一本通.北京:北京大学医学出版社,2021: 2-163.

［6］胡雁,郝玉芳.循证护理学.2版.北京:人民卫生出版社,2018: 410-418.

［7］陆宇晗,陈帆.肿瘤姑息护理实践指导.北京:北京大学医学出版社,2017: 21-110.

［8］强万敏.中国癌症症状管理实践指南.天津:天津科学技术出版社,2020: 98-126.

［9］刘宁飞.淋巴水肿诊断与治疗.2版.北京:科学出版社,2021: 195-200.

［10］马骏,霍介格.化疗所致周围神经病变的临床研究现状.现代肿瘤医学,2019, 13: 2415-2420.

［11］洪悦颖,徐晨,于海燕,等.癌症患者化疗所致周围神经病变及影响因素分析.中华护理教育,2019, 12: 892-896.

［12］王刚,项蕾红,袁瑛,等.抗EGFR单抗治疗相关皮肤不良反应临床处理专家共识[J].实用肿瘤杂志,2021, 03: 195-201.

［13］中国医师协会肿瘤医师分会乳腺癌学组.聚乙二醇化脂质体多柔比星不良反应管理中国专家共识(2020版).中华肿瘤杂志,2020, 08: 617-623.

［14］王杰军,秦叔逵.癌痛合理用药指南.北京:人民卫生出版社,2020: 84-87.

［15］中华医学会神经病学分会,中华医学会神经病学分会睡眠障碍学组.中国成人失眠诊断与治疗指南(2017版).中华神经科杂志,2018, 51 (5): 324-335.

［16］中华医学会神经病学分会睡眠障碍学组,中国医师协会神经内科分会睡眠障碍专业委员会,中国睡眠研究会睡眠障碍专业委员会.认知功能损害患者睡眠障碍评估和管理的专家共识.中华医学杂志,2018, 98 (33): 2619-2627.

［17］陈羽双,杨斯钰,金梦.老年患者睡眠障碍管理的最佳证据总结.中华护理教育,2022, 19 (01): 38-43.

［18］中国抗癌协会癌症康复与姑息治疗专业委员会,中国临床肿瘤学会肿瘤支持与康复治疗专家委员会.癌症相关性疲乏诊断与治疗中国专家共识.中华医学杂志,2022, 102 (03): 180-189.

［19］田利,李惠玲,陶敏,等.成人癌因性疲乏临床护理指南的构建研究.护理研究,2017, 31 (13): 1564-1568.

［20］田利,胡雁.2017版NCCN癌因性疲乏临床实践指南要点解读.上海护理,2017, 17 (01): 9-13.

［21］ 吴文源，魏镜，陶明．综合医院焦虑抑郁诊断和治疗的专家共识．中华医学杂志，2012, 92 (31): 2174-2181.

［22］ TRAEGER L, GREER J A, FEMANDEZ-ROBLES C, et al. Evidence-based treatment of anxiety in patients with cancer. J Clin Oncol, 2012, 30 (11): 1197-1205.

［23］ MANEETON B, MANEETON N, MAHATHE P. Prevalence of depression and its correlations: a cross-sectional study in Thai cancer patients. Asian Pac J Cancer Prev, 2012, 13 (5): 2039-2043.

［24］ CHEN M, GONG　J, CAO Q, et al. A literature review of the relationship between dyadic coping and dyadic outcomes in cancer couples. Eur J Oncol Nurs. 2021, 54: 102035.

［25］ 赵可式．照护基本功．台北：杏林出版股份有限公司，2015, 22-23.

［26］ 尤兴翠，周尉玺，陈露华，等．防跌倒操训练干预在住院老年患者中的应用．齐鲁护理杂志，2021, 27 (3): 64-68.

［27］ 中国康复医学会老年康复专业委员会专家共识组，上海市康复学会专家共识组．预防老年人跌倒康复综合干预专家共识．老年医学与保健，2017, 23 (5): 349-352.

［28］ 卫生部疾病预防控制局．老年人跌倒干预技术指南．中国疾病控制中心，2011, 9.

［29］ 田露，陈英，龙艳慧，等．肿瘤患者化疗后居家跌倒预防自我管理体验的质性研究．中华护理杂志，2020, 55 (11): 1648-1652.

［30］ 苏贺，李志刚，王一尧．老年结直肠癌患者化疗后骨髓抑制发生情况及其影响因素．中国老年学杂志，2021,(20): 4391-4393.

［31］ 刘婷．老年肺癌术后化疗患者骨髓抑制的影响因素及针对性护理策略．贵州医药，2022, 7: 1166-1167.

［32］ 熊瑛，王丽，李慧锋．针对性饮食护理对肿瘤患者化疗期间营养状况的影响．中国民康医学，2020, 7: 162-163.

［33］ 王晓慧，严玲微．恶性肿瘤放化疗后白细胞下降致医院感染调查与护理对策．中华医院感染学杂志，2012, 1: 91-92.

［34］ 王宽，许岩，王艳娟，等．PICC 置管并发症的预防及护理研究进展．中华现代护理杂志，2021, 27 (2): 276-280.

［35］ 张丽，陆箴琦，陆海燕，等．肿瘤患者 PICC 导管相关性血栓形成的相关因素分析．护理学杂志，2017, 32 (14): 51-55.

［36］ 成芳，傅麒宁，何佩仪，等．输液导管相关静脉血栓形成防治中国专家共识 (2020 版)．中国实用外科杂志，2020, 40 (4): 377-383.

［37］ 王亦男，杨韵，邵丹丹，等．改良型活动方式预防肿瘤患者 PICC 相关性血栓效果的 Meta 分析．中华现代护理杂志，2021, 27 (2): 199-203.

［38］ 孙红，陈利芬，郭彩霞，等．临床静脉导管维护操作专家共识．中华护理杂志，2019, 54 (09): 1334-1342.

［39］ 殷荣华，汪生梅，蔡义红，等．量化 PICC 功能锻炼操在 PICC 置管患者中的应用．护理研究，2017, 31 (29): 3712-3714.

［40］ 傅麒宁，吴洲鹏，孙文彦．《输液导管相关静脉血栓形成中国专家共识》临床实践推荐．中国普外基础与临床杂志，2020, 27 (04): 412-418.

［41］薛慧，周晓蓉.肿瘤患者居家口服化疗药的健康教育.护理学报，2018, 25 (14): 69-71.

［42］孙俪，陈丹红，孙媛.照顾者对老年结肠癌患者居家口服化疗药依从性的影响.世界最新医学信息文摘，2019, 94: 273-274.

［43］彭琦，吴婉英，梁冠冕，等.居家口服化疗癌症患者自我管理评估指标的构建.中华现代护理杂志，2019, 25 (10): 1233-1237.

［44］SIAAON J C, FREITAS J, MCDOUGALL I R, et al. American Thyroid Association Taskforce on Radioiodine Safety Radiation safety in the treatment of patients with thyroid diseases by radioiodine 131I: Practice recommendations of the American Thyroid Association. Thyroid, 2011, 21: 335-346.

［45］徐宗彩，刘观鑫，廖宁.综合护理干预对甲状腺癌术后行碘-131治疗患者预后的影响.广西医学，2018, 40 (3): 348-350.

［46］王静.人文关怀在甲状腺癌术后行碘-131治疗患者中的临床效果.临床医学工程，2018, 25 (6): 827-828.

［47］陈琳.协同干预模式对甲状腺癌术后放射性碘治疗患者情绪及生活质量的影响.河北北方学院学报(自然科学版)，2022, 38 (06): 40-42.

［48］KLEINPLATZ P J. History of the Treatment of Female Sexual Dysfunction. Annual Review of Clinical Psychology. 2018, 14 (1): 29-54.

［49］肖广远，周君，陈炳荣，等.腹腔引流管拔管相关并发症的处理及预防.肝胆胰外科杂志，2021, 33 (04): 213-215, 222.

［50］曾纯，陈淑燕，江育辉，等.移动互联网在胆石症术后带T管出院患者居家护理中的应用.齐鲁护理杂志，2020, 26 (22): 37-39.

［51］陈爱萍，谢家兴.实用康复护理学.北京：中国医药科技出版社，2018, 7.

［52］郑琦，施爱梅，何雯雯，等.全身振动训练对急性期脑梗死患者膝本体感觉及下肢运动功能的影响.中华物理医学与康复杂志，2022, 44 (7): 607-609.

［53］段艳芳，王海蓉，许慧娟，等.芳香疗法联合穴位按摩缓解乳腺癌术后化疗患者疲乏与睡眠障碍.护理学杂志，2022, 37 (17): 50-54.

［54］陶龙娇，芦殿荣，刘泰，等.针刺疲劳组穴治疗气血两虚型癌因性疲乏临床研究.针灸临床杂志，2020, 36 (08): 4-8.

［55］王卉，单会莲，冯微.浅析中医护理对减少乳腺癌术后并发症疗效分析.中华肿瘤防治杂志，2019, 26: 184-185.

［56］董妍，吕静，刘素杰，等.中西医结合"三位一体"干预方案预防乳腺癌术后患侧上肢水肿的疗效.中国老年学杂志，2017, 06: 1402-1403.

［57］REIS D, JONES T. Aromatherapy: Using Essential Oils as a Supportive Therapy. Clin J Oncol Nurs, 2017, 21 (1): 16-19.

［58］HEYDARIRAD G, KEYHANMEHR A S, MOFID B, et al. Efficacy of aromatherapy with Rosa damascena in the improvement of sleep quality of cancer patients: A randomized controlled clinical trial. Complement Ther Clin Pract, 2019, 35: 57-61.

［59］FARRAR A J, FARRAR F C. Clinical Aromatherapy. Nurs Clin North Am, 2020, 55 (4): 489-504.

［60］段继明，秦瑗.正念疗法对抑郁患者抑郁、焦虑症状及睡眠质量影响的 Meta 分析.

心理月刊, 2022, 17 (20): 1-5.

[61] Cillessen L, van de Ven M O, ompen FR, et al. Predictors and Effects of Usage of an Online Mindfulness Intervention for Distressed Cancer Patients: Usability Study. J Med Internet Res, 2020, 22 (10): e17526.

[62] CHANG Y C, YEH T L, CHANG Y M, et al. Short-term Effects of Randomized Mindfulness-Based Intervention in Female Breast Cancer Survivors: A Systematic Review and Meta-analysis. Cancer Nurs, 2021, 44 (6): E703-E714.

[63] 中国抗癌协会泌尿男生殖系统肿瘤专业委员会前列腺癌学组, 戴波, 叶定伟, 等. 前列腺癌筛查中国专家共识 (2021 年版). 中国癌症杂志, 2021, 31 (5): 6.

[64] 邓本敏. 照顾人反应评估量表中文修订版在住院癌症患者家庭照顾人中应用的信度、效度评价. 中国护理管理, 2015, 15 (6): 667-671.

[65] 聂琦, 张捷, 彭坚, 等. 养精蓄锐: 工间微休息研究述评与展望. 外国经济与管理, 2020,(6): 17.

[66] 王淑霞, 郑睿敏, 吴久玲, 等. 正念减压疗法在医学领域中的应用. 中国临床心理学杂志, 2014, 22 (5): 5.

[67] 生媛媛, 刘惠军, 何欣嘏, 等. 正念干预在癌症康复中的临床应用. 心理科学进展, 2017, 12: 2124-2135.

[68] 徐慰, 王玉正, 刘兴华. 8 周正念训练对负性情绪的改善效果. 中国心理卫生杂志, 2015, 29 (7): 6.

[69] 安静. ABC 理论对当前高校大学生情绪管理能力培养的启发——基于一项调查的思考. 昌吉学院学报, 2008 (4): 4.

[70] 董运凤. 有效护患沟通在创造和谐医患关系中的应用研究. 现代预防医学, 2012, 39 (24): 2.

[71] 孙玉英. 沟通障碍导致护患纠纷的原因及防范措施. 护理研究, 2008, 22 (003): 826-827.

[72] 赫捷, 李霓, 陈万青, 等. 中国肺癌筛查与早诊早治指南 (2021, 北京). 中华肿瘤杂志, 2021, 43 (3): 243-268.

[73] 中国抗癌协会大肠癌专业委员会中国结直肠肿瘤早诊筛查策略制订专家组. 中国结直肠肿瘤早诊筛查策略专家共识. 中华胃肠外科杂志, 2018, 21 (10): 1081-1086.

[74] 赫捷, 陈万青, 李兆申, 等. 中国胃癌筛查与早诊早治指南 (2022, 北京). 中华肿瘤杂志, 2022, 44 (7): 634-666.

[75] 中国抗癌协会乳腺癌专业委员会. 中国抗癌协会乳腺癌诊治指南与规范 (2021 年版). 中国癌症杂志, 2021, 31 (10): 954-1040.

[76] 中国抗癌协会泌尿男生殖系统肿瘤专业委员会前列腺癌学组. 前列腺癌筛查中国专家共识 (2021 年版). 中国癌症杂志, 2021, 31 (5): 435-440.